これから始める！

改訂2版
周産期超音波の見かた

著 金井雄二 北里大学病院 周産期母子成育医療センター 産科

MCメディカ出版

改訂2版 序文

　本書の初版が発刊されて8年が経過しました。当初、本書は、助産師向けの月刊誌での2年間の連載をまとめて1冊の本とし、超音波検査を始めるすべての人たちに「これだけは知っていてほしい」という最低限の知識を学んでもらうために出版しました。その後、たくさんの方に臨床で利用していただきました。また、助産師学校でも超音波検査の教科書として利用していただいていると伺い、大変うれしく思っていました。これから超音波検査を始めようとする「全くの初心者」の皆さんが読みやすい本を作るという、当初の私の目標は達成できていたのかなと、自分ながら思っています。

　それと同時に、8年が経過し、超音波装置のさらなる進歩や産科超音波診断技術の進展もあり、私たちが知っていなければならない知識も、会得しなければならない技術も日々多くなり、この本では足りないことも出てきているのを感じていました。今回の改訂では、この8年間で変更された用語や定義を現在のものへ更新し、今まで掲載されていた超音波画像もさらにわかりやすく鮮明な画像へ変更しました。知っておいてほしい知識も少し増やして、カラー画像の方が分かりやすいものはカラー画像を掲載してパワーアップ、ボリュームアップした内容となりました。この改訂版も、これから超音波検査を学び、始めようとしているすべての医療者の学習、日常診療に利用していただければ幸いです。

　「妊婦や胎児の異常を見つける」のは妊婦健診の最低限の目的だと私は思っています。もう一つステップアップした健診を行うには、妊婦が今、何を心配して健診に来ているのか、それを解消するために超音波検査を利用してどのようなことができるのか、そのためには妊婦へどのような画像を描出して見せながらどのように説明するのがよいのかということを常に考えることが必要です。これらを念頭に置いた上で、いかに臨機応変に臨床を実施できるようになるかが、私たちの腕の見せどころです。

　すべての人が超音波装置を診断ツール＋コミュニケーションツールとして自由に利用できるようになる一助になることを願って。

2016年8月

金井雄二

改訂2版 これから始める！周産期超音波の見かた

改訂2版 序文 …… 3
妊娠初期の赤ちゃんの成長 〜妊婦さんのためのページ〜 …… 6

Lecture編

Lecture ① 総論：超音波の基本 …… 10
Lecture ② 妊娠初期 胎嚢（GS）の見かた …… 21
Lecture ③ 妊娠初期 頭殿長（CRL）の計測法 …… 26
Lecture ④ 妊娠初期に見られる異常 …… 33
Lecture ⑤ 大横径（BPD）の計測法 …… 39
Lecture ⑥ 胎児腹部の計測法 躯幹の計測 …… 46
Lecture ⑦ 大腿骨長（FL）の計測法 …… 54
Lecture ⑧ 胎盤の観察 …… 60
Lecture ⑨ 臍帯の観察 …… 67
Lecture ⑩ 羊水の観察 …… 73
Lecture ⑪ 性別の確認 …… 79
Lecture ⑫ 手掌・足底の観察 …… 85
Lecture ⑬ 「かお」の観察 …… 89

Contents

Lecture **14** 元気さを評価する（BPS）…… 95

Lecture **15** 分娩進行中の超音波の利用法 …… 99

Lecture **16** 異常編　中枢神経系の異常 …… 104

Lecture **17** 異常編　胸部の異常 …… 109

Lecture **18** 異常編　心臓の異常　四腔断面での観察法 …… 114

Lecture **19** 異常編　腹部の異常 …… 119

Lecture **20** 血流計測編　臍帯動脈（UmA）の血流 …… 124

Lecture **21** 血流計測編　中大脳動脈（MCA）の血流 …… 131

Lecture **22** 血流計測編　子宮動脈の血流 …… 136

Lecture **23** 経腟超音波の利用法　頸管の観察法 …… 142

資料編　資　料 **1** 超音波胎児計測の基準値（日本超音波医学会基準値）…… 148

　　　　　資　料 **2** 略語一覧 …… 154

引用・参考文献一覧 …… 156
索　引 …… 157
著者略歴 …… 162

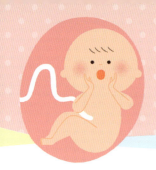

妊娠初期の赤ちゃんの成長
～妊婦さんのためのページ～

● 第4週～5週

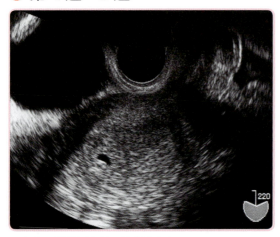

子宮内に胎嚢（GS）が確認される。

● 第5週～6週

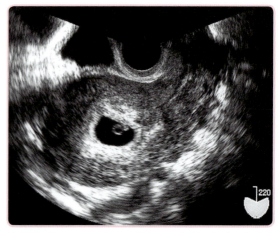

卵黄嚢（yolk sac）、胎芽および胎児心拍動が確認できる。

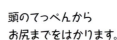
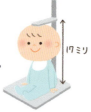

● 第7週

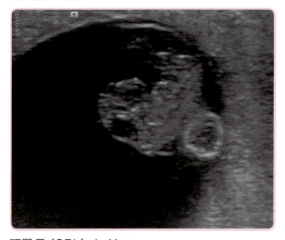

頭殿長（CRL）≒ 11mm

● 第8週

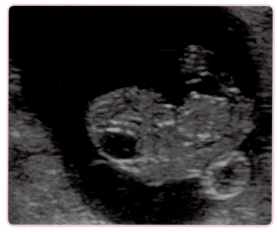

経腹超音波でも胎児心拍動が確認できる。
頭殿長（CRL）≒ 17mm

● 第9週

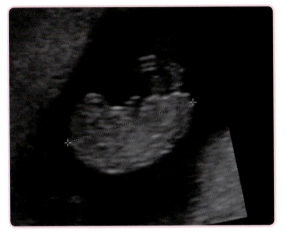

頭殿長（CRL）≒ 24mm

● 第10週

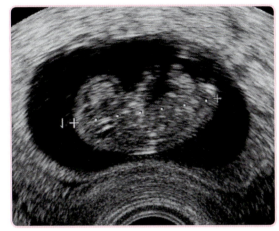

頭殿長（CRL）≒ 32mm

どれくらい大きくなったかな？

● 第11週

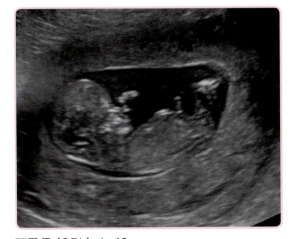

頭殿長（CRL）≒ 40mm

● 第12週

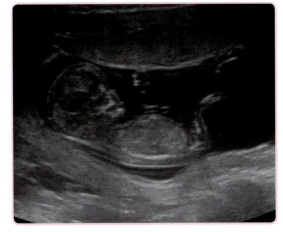

頭殿長（CRL）≒ 50mm

妊婦さんへの説明時にご使用ください。

Lecture 編

Lecture 1 総論：超音波の基本

超音波概論

1. 超音波って？

「超音波とは？」という難しい話は成書におまかせすることにします。皆さん、高い山に登って「ヤッホー！」と叫ぶと返ってくる現象、「やまびこ」をご存じですね。これを英語では「Echo（エコー）」（反響現象）と言います。ほかにも寺院やホール、体育館など天井の高いところで手を叩くと、跳ね返って聞こえる現象を一度は経験していると思います。これも「エコー」です。やまびこが返ってくるまでの時間は、跳ね返す向かい側の山までの距離で決まります。

これと同じことを人体へ応用したものが超音波検査です。見たいものへ声や拍手の代わりに「超音波」という振動を発信し、跳ね返ってきた「超音波」を速度と強さに応じて画面に表示させたものが「超音波画像」です。画像上、超音波を強く跳ね返すもの（骨、石灰化など）は白く、反対に超音波を跳ね返さずにそのまま通してしまうような液体成分が多いもの（羊水、心臓や血管内の血液など）は黒く表現されます。早く跳ね返ってきたらプローブに近いということを、遅かったら遠いということを表し、得られた画像はプローブを当てた部分の断面図に相当します。魚群探知機の原理も超音波検査と同じです。魚群探知機は漁船の底（プローブ）から超音波を発信して魚群や海底（胎児や胎盤に相当）からの跳ね返りを画像にし、海（妊婦のお腹に相当）の大きな断面図で魚群（胎児に相当）がどこにいるかを画像として表したものです。

2. 超音波検査の特徴

胎児の検査で一番大切なのは、安全性です。産科領域で使用される程度の超音波は弱いので、超音波スクリーニングは安全だと考えられています。また、出生後の発達にも悪影響がないことが報告されています[1]。

超音波検査の最大の特徴は、胎児の状況をリアルタイムで観察できる点にあります。検査が短時間で比較的容易に行え、任意の断層面が観察でき、そして軟部組織の描出に優れているという点が、胎児診断にぴったりなのです。また、装置が小型で移動が容易な上に、比較的安

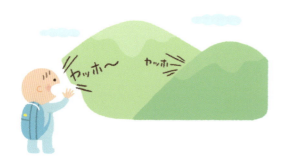

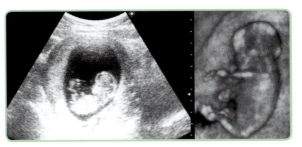

図 1-1 ● 妊娠 12 週の胎児（左：2D 画像、右 3D 画像）

価であるという面も超音波検査が普及した理由の一つです。しかし、そんな超音波検査も万能ではありません。骨や空気により画像化できない部分が生じてしまったり、超音波特有のアーチファクトが入ってしまったりもします。また、一度に見ることができる視野が狭いため、超音波検査を行う人の技術により情報量・診断能に差が生じてしまいます。知識をよりたくさん身に付けて、超音波検査（画像）の特性をよく理解することが大切です。

検査を行う前に

1. 妊娠週数によって見る項目は異なります！

図 1-2 におおまかな妊娠時期ごとの観察項目を示します。見る項目によって見るべき時期は異なります。まずは正常（子宮内）妊娠の診断、その次は妊娠週数の確認、それから発育が正常か否かの確認、胎位・胎向の確認、羊水量・胎盤の位置の確認など……です。自分なりに「○週頃の健診では○○と○○を必ず確認する！」といった、だいたいの決まりごとを作っておくことも、漏れのない健診を進めていくためには大切です。

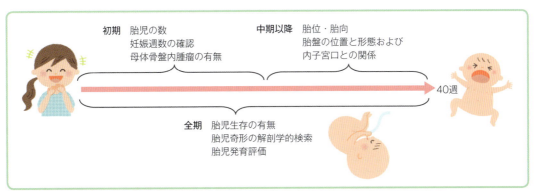

図 1-2 ● 妊娠時期ごとの観察項目

2. 胎児は常に発育途中です！

　健診を行う時、まず正常を知らなければ、異常を診断できません。胎児は常に発育・成熟している途中であることを考えておかなければなりません。内臓の形状や胎動などは、発育に従って変化します。また、同じ週数でも次第に胎児ごとに発育に差を生じます。これは正常範囲内の差のこともあれば、異常なほどの差であることもあります。何週でどういう状態であれば正常、この週数でこの状態は異常など、週数によって正常を見極め、判断していかなければならないこともあります。

3. いつも見たいものが見えるとは限らない！

　同じ週数であっても、いつも同じように見えるとは限りません。胎児は常に子宮の中で動き回っています。例えば健診時に腹部を観察したいのに、たまたま児背が母体の腹壁寄りで、いわゆるうつ伏せの状態で観察できないということもあります。そういう時は、p.16 の **Image 2** のようにプローブの角度を少し変えて観察してみることもコツの一つです。それでも観察不能なら無理に時間をかけて計測・観察しようとせず、いったん休憩をとる、それでも観察不能の場合には次回健診時にもう一度観察することをお勧めします。

4. 何よりも母体に気をつかって！

　どうしても超音波検査に時間がかかってしまうことがあります。見ようという気持ちが強くなると、知らないうちに時間が経過していることもあるでしょう。通常、超音波検査施行中は仰臥位であるため、長時間そのまま検査を行うと仰臥位低血圧症候群を起こして母体に気分不快が生じたり、胎児徐脈の原因になったりします。また、プローブによる腹部への機械的な反復する刺激や腹部露出による寒冷刺激で子宮収縮を誘発してしまうことがあります。仰臥位低血圧症候群の予防には、母体の腰や背中に枕を入れてやや斜めにしたり、室温を上げて体温低下予防に努めたりすることも大切です。基本として、何か不快なことがあれば休憩もしくは中断し、なるべく母体に負担をかけないように心がけましょう。

検査の基本

1. ベッドと超音波診断装置の配置

　図 1-3 は私の配置です。妊婦の頭側・左手側に超音波診断装置を配置し、左手でプローブを、右手で超音波診断装置を操作し計測しています。通常は、ベッドと超音波診断装置は私とは左右逆に配置し、右手でプローブを、左手で超音波診断装置を操作する人が多いようです。これは、自分の操作しやすい配置でよいと思います。妊婦の足側に超音波診断装置を置いて見る方法もあります。私は妊婦の顔（表情）と画面を同時に見ることができ、右手で装置を操作できるこの配置が好きです。

　胎児超音波では、他科の超音波検査とは異なり、母体のお腹の中で胎児がどの向きに位置し

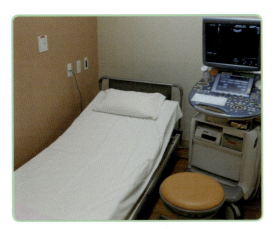

図 1-3 ● ベッドと超音波診断装置の配置

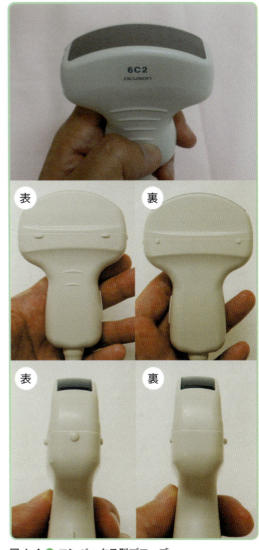

図 1-4 ● コンベックス型プローブ

ているかから確認する必要があります。慣れるまでは決まった方向からの画像の方が理解しやすいため、ベッドと超音波診断装置の位置、プローブを持つ方向を一定にすると理解しやすいでしょう。はじめのうちはその方が一定条件の画像が得られ、超音波を習得しやすいと思います。

2. プローブ（探触子）

図 1-4 は私が普段経腹超音波検査で使っているプローブです。プローブとは、実際に妊婦の腹部に当て、超音波を発信し、それを受信してくれるものです。観察する対象によって当てる面（写真上方のグレーの曲線の部分）が直線的なもの（リニア型）、棒状のもの（セクタ型）などたくさんの種類のプローブがあります。図 1-4 はコンベックス型のプローブといい、主に腹部の観察で使用されます。腹部からの胎児の確認には、コンベックス型プローブを用いると観察しやすいようです。

3. プローブの持ち方

私は図 1-5 のように、ペンを持つ感覚で軽くプローブを持つようにしています。観察する際にプローブの接触角度を微調整する必要がありますが、この持ち方であればペン先を動かすように自由に動かすことができます。また、小指や手首付近を妊婦の腹部や大腿に接して固定

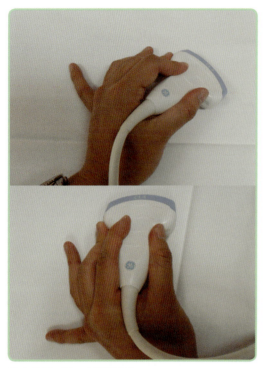

図 1-5 ● プローブの持ち方

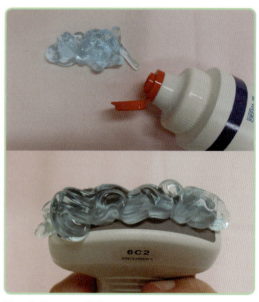

図 1-6 ● エコーゼリー

すると、よりしっかりとした画像を得ることができます。

4. エコーゼリー

図 1-6 は超音波検査用のゼリーです。プローブを腹部に圧着させるため、検査を行う時にはエコーゼリーをプローブと妊婦の腹部との間に十分に付ける必要があります。エコーゼリーの付け方が足りないと、得られる画像が欠けたり、薄く不鮮明になったりします。最近、低刺激性のゼリーが増えており、肌荒れを起こしたりすることも少ないので、最初はややたっぷりすぎるかなと思われるくらい付けた方が検査を行いやすいようです。冬場などはこのゼリーが冷えていることが多いので、検査前には少し温めておきましょう。

image 1

● プローブの当て方

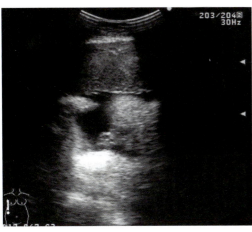

軽く当てたところ

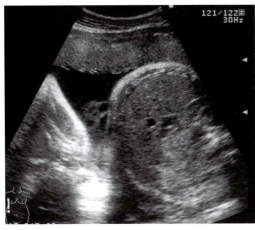

圧着させたところ

● **計測時期**
　妊娠 33 週

● **見かたのポイント**

　プローブを腹壁に押し付ける強さによって、圧着度が変わり、得られる画像情報も変化します。左の２つの画像は、プローブの位置は変えずに押さえる強さを変えたものです。上の画像は軽く乗っける程度、下の画像はしっかりと腹壁に圧着させてみました。ご覧のように軽く当てた程度では左右の描出範囲が削られてしまい、不明瞭な画像となってしまいます。しっかりと描出するためには、湾曲しているプローブ全面を妊婦の腹壁へ圧着させましょう。その際はプローブ全体にエコーゼリーをまんべんなく付けることも忘れずに！

　しかし、過度に押し付けすぎると、胎児も圧迫してしまい、計測値に誤差を生じたり、妊婦が痛みを訴えたりしますので、加減には要注意です。

プローブは腹壁に圧着させましょう！

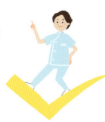

image 2

● 丸いお腹を利用しよう

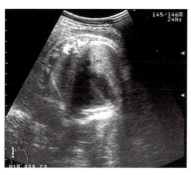
右より

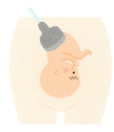

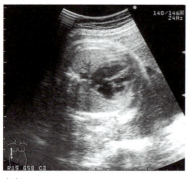
中央

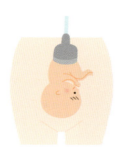

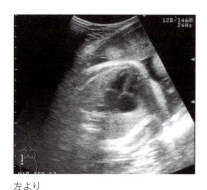
左より

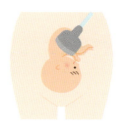

● **計測時期**
妊娠 29 週

● **見かたのポイント**

　胎児の胸部を見ているところです。中央からは心臓を左右より観察可能ですが、妊婦の腹壁に沿ってプローブを妊婦の左に移動すると心臓を心尖部より観察できるようになります。逆に右に移動すると児背が邪魔になり、心臓自体の描出が不能になります。

　このように胎児超音波では、妊婦の丸いお腹をうまく利用すると、同じ部分を違う角度から観察することが可能となります。少し見えにくいくらいのものであれば、こうすれば描出可能なこともあります。

image 3

● 子宮収縮時はひとやすみ

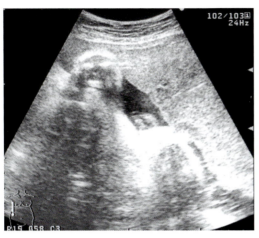
弛緩時

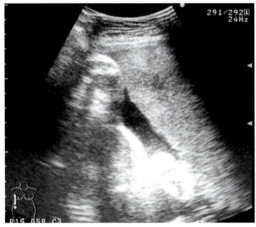
収縮時

● **計測時期**
　妊娠 32 週

● **見かたのポイント**
　同じ強さでプローブを腹壁に当てていても、子宮収縮時には腹壁が隆起し、プローブが押し戻されてしまいます。そして、下の画像のように、**Image1** と同じく画面の左右が描出不良なものとなってしまいます。収縮して緊張した子宮がプローブを押し返しているのです。ご存じのように腹緊は 1 分～1.5 分程度で収まります。超音波検査は妊婦と会話しながら施行し、子宮収縮時にはあせらずひとやすみしましょう。

image 4

● ウラ？オモテ？

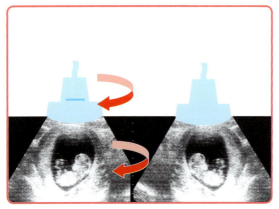

超音波にはウラ・オモテがある!?

　プローブを見ると、マーク（しるし）の入っている側と入っていない側とがあると思います（p.13の**図1-4**）。これにはちゃんと意味があります。まず、プローブを一定の場所に当て、何か画像をとってください。そして同じ位置でプローブをくるりと180度回転させてください。図のようにひっくり返したような画像が得られると思います。超音波画像はプローブを当てた部分の断面図になっています。その断面図をどちら側から観察しているのかということです。

image 5

● 動かしてみよう！

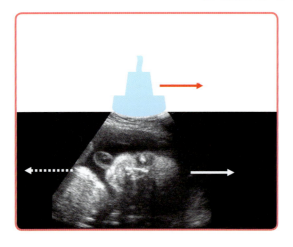

　今度は少しプローブを動かしてみましょう。実線の方向にプローブを動かすと、画面は右・左どちらに動きますか？ 画像は赤ちゃんの顔を映したものですが、プローブを実線の方向に動かすと赤ちゃんの頭側が見え、逆に動かすとからだ側が見えるように動くのか、その逆方向で動くのかを確認してください。そして今の持ち方であれば断面図をどちら側から見ている画像なのかを確認していきましょう（機器によって設定が異なります）。

image 6

● 排尿後？ 排尿前？

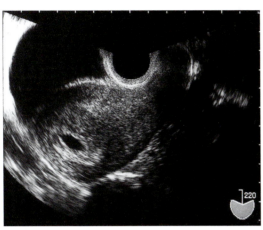

経腟超音波像
（膀胱充満）

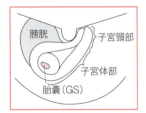

● **計測時期**
　妊娠5週

● **見かたのポイント**

　妊娠初期に経腟超音波検査を行う際、膀胱に尿が充満している時があります。子宮が前屈している場合、上の画像のように膀胱に尿が溜まっていると、前屈がやや弱くなり、子宮体部の観察が少し行いにくくなります。そんな時は無理にそのまま検査を続けるのではなく、一度、排尿してもらってから再度検査を行うのがよいでしょう。

　また逆に、妊娠初期に経腹超音波で観察する場合は、膀胱に尿を溜めておいてもらうと、前屈した子宮が水平に近くなるのと同時に、腹壁と子宮の間にある腸管をそのスペースから追い出し余計なアーチファクトを少なくしてより良い画像を観察することが可能となります。自分がこれから経腟超音波を観察するのか経腹超音波を観察するのかで、妊婦への診察前の指示が違ってくるのです。

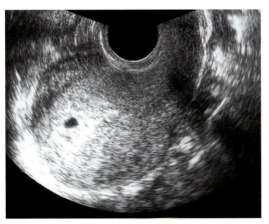

経腟超音波像
（排尿後）

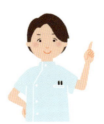

経腟超音波は排尿後！
経腹超音波は排尿前！

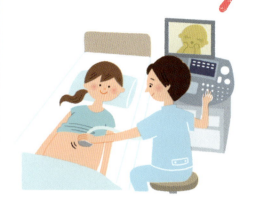

● **医療者側と妊婦側では、超音波で見たいところが違うことを忘れずに！**

　通常の健診で超音波検査を行う時、私たちはどうしても医療者としての目線になってしまいます。しかし、一緒に見ている妊婦やその家族は、上図のようにまったく違う観点から同じ画面を眺めています。慣れてくると、超音波施行者が自分の見たいものを確認しながら、妊婦と会話をして、たまに妊婦の見たいものも描出して、と器用に行えるようになってきます。がんばりましょう！

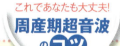

まず大まかな胎位を確認！

　超音波検査は一度に見ることができる視野が狭いのが欠点です。赤ちゃんが大きくなると、一つの画像には赤ちゃんの全体像は描出できなくなります。これはまるで、暗闇の中、小さなサーチライトで大きな部屋をキョロキョロとうかがっているようなもの！なのです。暗闇ではどこに何があるかを一部分ずつ確認し、頭の中で部屋の全貌を予想してイメージを構築していくことでしょう。視野の狭い超音波検査で赤ちゃんを見ることも同じなのです。そのため、まずはからだの解剖をよく知り、最初にオリエンテーションを行って、自分の頭の中で赤ちゃんの位置・姿勢をイメージできるかがとても大切になります。

Lecture 2 妊娠初期 胎嚢（GS）の見かた

image1

● **GS**

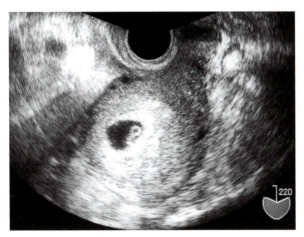

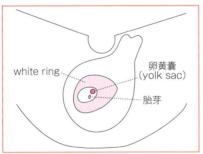

● **計測時期**
妊娠5週

● **見かたのポイント**
無月経5週にて受診時の経腟超音波像です。子宮内に明確なwhite ring（絨毛組織）を伴ったcystic sacとしてGSを確認できます。また、内部には卵黄嚢とその直近に胎芽を認め、胎児心拍動も約110bpmで確認できました。

胎嚢（GS）とは？

無月経や市販妊娠検査薬の陽性反応を主訴に来院した場合、超音波ではじめに妊娠を診断・確認できるのが胎嚢（gestational sac；GS）の存在です。GSとはいわゆる「赤ちゃんを包み込むふくろ」のことです。経腟超音波の普及に伴って、正常・異常を問わず、妊娠初期の診

断には通常、経腟超音波を用いることが多くなっています。経腟超音波は、近くから骨盤内臓器を高い解像度で描出することが可能で、小さな GS の描出、卵黄嚢（yolk sac）や胎芽（embryo）などの観察を行う妊娠初期の診断上、とても有用です。現在では高感度尿中 hCG（human chorionic gonadotropin；ヒト絨毛性ゴナドトロピン）検査薬が市販されているため、次の月経予定日ぐらいには自分で検査し妊娠を認識し、その頃に来院する妊婦も増えてきています。したがって、より小さなものへの観察が要求されています。

経腟超音波では妊娠 4 週前後から GS の観察が可能で、5 週前半までにほぼ 100％で検出できます。経腹超音波では少し遅れて 5 週から描出され、6 週後半では 100％描出可能となります。まだ週数の早い小さな GS は子宮腔内の粘液貯留像（pseudo GS）と鑑別が困難な場合があります（**Image2**）。GS であれば明確な white ring（絨毛組織がリング状かつ子宮筋層や子宮内膜よりやや高輝度に見えるもの）を伴った cystic sac として確認可能なことがその鑑別の手がかりとなります。

それからしばらくして、卵黄嚢と胎芽が確認可能（**Image1**）となります。この頃には同時に胎児心拍動も確認できるようになります。経腹超音波では、正常妊娠の場合、妊娠 8 週になれば胎児心拍動が十分確認可能です。胎児心拍動が確認できれば、その後の経過は 95〜99％が良好だと言われています。経腟超音波では胎児頭殿長（crown-rump length；CRL）

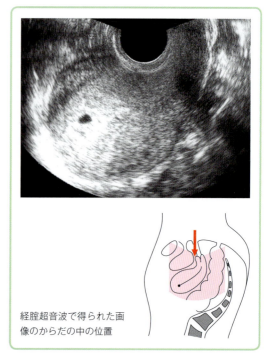

経腟超音波で得られた画像のからだの中の位置

図 2-1 ● 妊娠 5 週初めの GS 像とシェーマ

2mm から胎児心拍動の確認が可能で、早ければ妊娠 5 週のはじめ、遅くとも 6 週末には全例で確認できますが、経腹超音波より早い時期に確認できる分、胎児心拍動確認後の流産が 16〜36％あると言われています。

また、GS 内に胎芽像を認めないまま経過する場合があります。これは枯死卵（blighted ovum）といい、典型的な超音波像は GS の輪郭不明瞭、変形、妊娠週数に比べて GS が小さい、などです。時間をあけて 2 回以上の観察を行って枯死卵と診断できれば、子宮内容除去術（dilatation and curettage；D&C）の考慮が必要となります。

image 2

● GS と pseudo GS

● **計測時期**
　上：妊娠 5 週
　下：妊娠 7 週

● **見かたのポイント**

　これは同じ妊婦の 5 週と 7 週の経腟超音波像です。上の画像では GS が 2 つあるようで、一瞬「双子？」とも見えます。実は子宮体部の内子宮口付近のものが white ring に囲まれた本物の GS で、子宮底付近に見えるものは pseudo GS でした。下の画像はその 2 週間後です。GS 内に胎芽および胎児心拍動が確認できました。pseudo GS に注意すること、GS の着床部位の確認を行いカルテに記載することがポイントです。

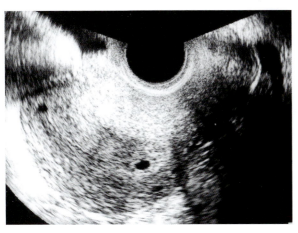

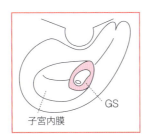

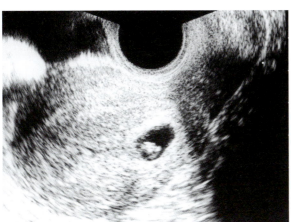

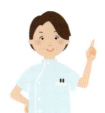

pseudo GS に注意！

image 3

● 双胎

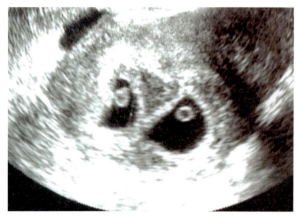

二絨毛膜二羊膜双胎

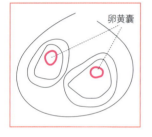

一絨毛膜二羊膜双胎

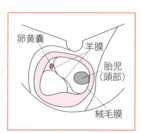

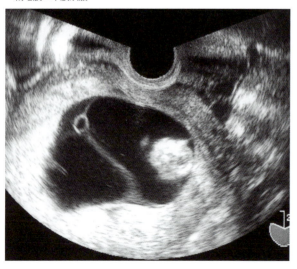

● **計測時期**
上：妊娠 5 週後半
下：妊娠 9 週

● **見かたのポイント**

　上の画像では、それぞれ white ring に囲まれた GS とその中に卵黄嚢が 1 つずつ確認できます（二絨毛膜二羊膜双胎）。下の画像は 1 つの GS の中に 2 つの羊膜腔が確認でき、その外側（胚外体腔）に卵黄嚢を確認できます（一絨毛膜二羊膜双胎）。二絨毛膜双胎では絨毛膜が間に存在するため隔壁が厚く、反対に一絨毛膜双胎では薄いのが特徴です。妊娠初期に膜性診断を付けておくことはとても大切で、その後の管理方針にも関係してきます。

双胎妊娠では妊娠初期の膜性診断が大切！

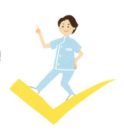

こんなときは要注意！

● 異所性妊娠（子宮外妊娠）を見逃さない！

異所性妊娠（かつては子宮外妊娠と言われていました）は全妊娠の約1％と、比較的多く見られる疾患です。急性腹症を引き起こす、産科の代表的救急疾患の一つで、診断が遅れると出血性ショックを来し緊急手術が必要なため、早期発見が望まれます。最近の超音波検査の普及により、無症状のごく早期の異所性妊娠を発見できるようになりました。それにより保存的治療（薬物治療など）を行い、妊孕性の温存を図れるようになっています。

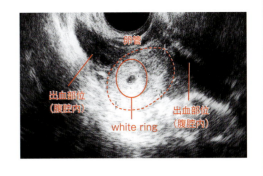

妊娠週数が明らかで妊娠5週後半となっても子宮内にGSを認めない場合は、流産や胞状奇胎などと同時に異所性妊娠も疑います。子宮外にGSが認められれば診断は確定的（右上画像）ですが、確認できないこともあります。GSが確認できない、もしくは妊娠週数が明らかでない場合、血中hCG値を計測し、超音波所見との比較で検討していきます。GSが確認可能となる血中hCG値の最低レベルは1,000～2,000IU/Lとする報告が多く、2,000IU/L以上にもかかわらず子宮内にGSを認めない場合は、異所性妊娠を強く疑います。ごく稀にGSが子宮内に確認された場合でも、同時に異所性妊娠が認められることがあります。これは子宮内外同時妊娠で、約30,000～100,000例に1例の頻度とされる極めて稀な疾患です。しかし近年、不妊治療により増加傾向にあるとの報告があり、不妊治療後の妊娠や、子宮内にGSは確認できてもダグラス窩に液体貯留像を見た場合には注意が必要です。

これであなたも大丈夫！ 周産期超音波のコツ

GSは1つとは限らない！

Lecture2ではGSについてお話ししました。最近では初診の妊婦が来院した時、ほとんどの場合に超音波で最初に見る項目です。GSは比較的誰にでも簡単に描出可能です。子宮内にGSが確認できれば妊娠は確定的です。しかし、どこかにもう1つ（2つ？）GSがあるかもしれません。多胎の可能性や子宮内外同時妊娠の可能性を常に念頭に置いて、「GSは1つとは限らない！」ということを忘れずに子宮内のすみずみまで観察し、さらに子宮外・骨盤内の観察もしっかりと行いましょう。

Lecture 3 妊娠初期 頭殿長（CRL）の計測法

image 1

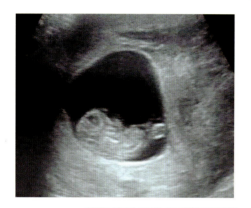

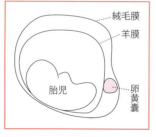

● CRL

● 計測時期
　妊娠10週

● 見かたのポイント
　妊娠10週の胎児です。絨毛膜の中にさらに羊膜に包まれた胎児像が確認できます（上画像）。この週数ぐらいになってくると、どちらが頭で、からだはどこで、といったような胎児のからだのオリエンテーションが可能になります。また、実際の画像では胎児の動く様子も観察できて、見ていて楽しいです。卵黄嚢は絨毛膜と羊膜の間（胚外体腔）に確認できます。CRLは下画像のように胎児をできるだけ拡大して計測します。現在の超音波装置では、計測すると週数を表示してくれるものが多くあります。

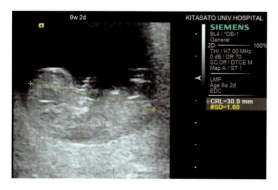

頭殿長（CRL）とは？

　頭殿長（crown-rump length；CRL）とは、その名のとおり胎児（胎芽）の頭部から殿部の最先端を結ぶ直線距離のことです。簡単に言えば、からだの真ん中で縦切りにした断面の端から端ということになります。妊娠8週頃になると経腹超音波でも胎児心拍動が確認できるようになります（**図 3-1〜3-3**）。また、この頃になると胎児のからだのそれぞれの部分がだんだん確認できるようになってきます。この頃から約1カ月間、妊娠12週になるまでがCRLの計測時期です。

　さて、超音波検査が発展する過程で、これまでいろいろなところで妊娠週数を求めるさまざまな正常曲線が作成されてきました。また、週数決定に用いる測定部位もGSやCRL、大横径（biparietal diameter；BPD）などさまざまでした。しかしそれでは、里帰り分娩など何らかの理由で転院する場合などに参考にできなかったり、統一性がないなどの観点から、現在までに日本超音波医学会を中心に胎児計測の標準化が進められました[2]。

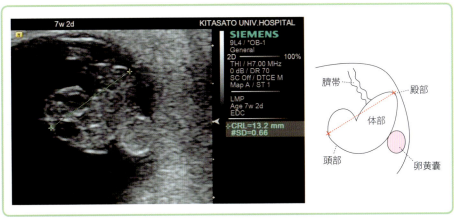

図 3-1 ● CRL 13.2mm

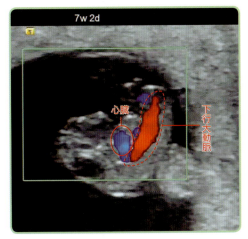

図 3-2 ● カラードプラによる観察

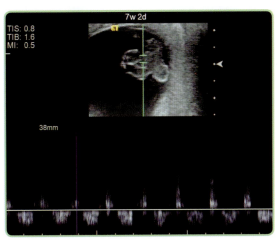

図 3-3 ● ドプラ法による児心拍の確認

それによると、胎児計測値として CRL を用いるのが妊娠初期における最も正確な週数の診断方法であるとされています。また、CRL の計測は経腟超音波で行うのが一般的であるとしています（条件が良ければ経腹超音波でも計測可能です）。図 3-4 のごとく計測し、下肢を含めて測定しないようにします。CRL の基準値（表 3-1）[2]の信頼限界は 10mm から 50mm の範囲（妊娠週日であれば 8 週から 12 週の間）であるとされていますので、この間に妊婦に一度もしくは二度来院してもらい、計測するということになります。そして最終月経から求めた週数と超音波で求めた週数とを比べ、5 日以上の差があれば超音波で求めた週数・分娩予定日に修正するのが望ましいとされています。

　それでは、最初に超音波測定を行った時に図 3-5 のように CRL が 50mm を超えている場合はどうでしょう？ 何らかの理由で受診が遅れ、週数が進んでいそうなこのような場合は CRL を無理に測定せず、BPD の値を用いることになります（図 3-6）。

表 3-1 ● CRL 値に対応する妊娠日数
（日本超音波医学会）

CRL (mm)	gestational age		
	10%ile	50%ile	90%ile
13	7W + 3	8W + 0	9W + 0
14	7W + 4	8W + 1	9W + 1
15	7W + 5	8W + 2	9W + 1
16	7W + 6	8W + 3	9W + 2
17	8W + 0	8W + 4	9W + 3
18	8W + 1	8W + 5	9W + 4
19	8W + 2	8W + 6	9W + 5
20	8W + 3	9W + 0	9W + 6
21	8W + 4	9W + 1	10W + 0
22	8W + 4	9W + 2	10W + 1
23	8W + 5	9W + 2	10W + 1
24	8W + 6	9W + 3	10W + 2
25	9W + 0	9W + 4	10W + 3
26	9W + 1	9W + 5	10W + 4
27	9W + 2	9W + 6	10W + 5
28	9W + 2	10W + 0	10W + 5
29	9W + 3	10W + 0	10W + 6
30	9W + 4	10W + 1	11W + 0
31	9W + 5	10W + 2	11W + 0
32	9W + 6	10W + 3	11W + 1
33	9W + 6	10W + 3	11W + 2
34	10W + 0	10W + 4	11W + 2
35	10W + 1	10W + 5	11W + 3
36	10W + 1	10W + 5	11W + 3
37	10W + 2	10W + 6	11W + 4
38	10W + 3	11W + 0	11W + 5
39	10W + 3	11W + 0	11W + 5
40	10W + 4	11W + 1	11W + 6
41	10W + 5	11W + 2	11W + 6
42	10W + 5	11W + 2	12W + 0
43	10W + 6	11W + 3	12W + 0

＊CRL 値の妊娠日数ごとの基準値は p.149（付表 1）参照

（文献 2 より引用）

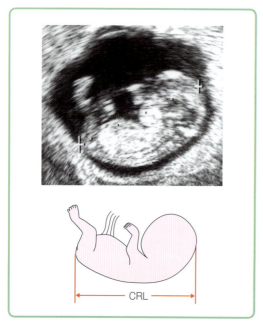

図 3-4 ● CRL の計測

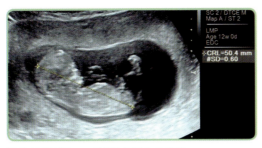

図 3-5 ● 50mm を超えた場合の CRL

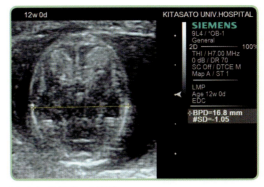

図 3-6 ● BPD の計測

image 2

● 矢状断面

● **計測時期**

妊娠 9 週

● **見かたのポイント**

Image1 と同様に基本的な横から見た断面ですが、胎児が縦になっています。**Image1** と比べるとやや胎児殿部が見えにくいのがわかると思います。上向きでも下向きでもよいので、胎児のからだはなるべく横になるようにしましょう。

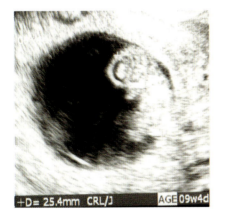

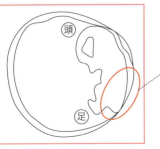

殿部が見えにくい

image 3

● 前額断面

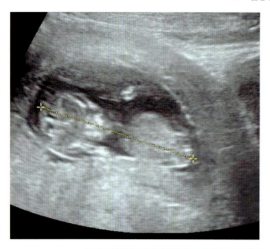

● **計測時期**
妊娠 9 週

● **見かたのポイント**
　胎児を前から見た画像です（画像では顔はわかりません）。経腟超音波で見ても経腹超音波で見てもこのような断面でしか描出できない時があります。CRL の計測は矢状断面が理想的ですが、このような場合は、正確に描出できていれば前額断面でも計測は可能だと言われています。

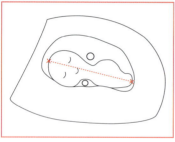

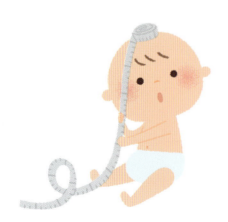

計測時期：妊娠10週

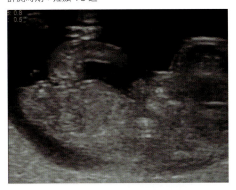

2D画像

● 一過性に認められる生理的臍帯ヘルニア

　この画像のように、CRLを計測する時期に臍帯の胎児側の起始部がやや太めに観察されることがあります。これは生理的臍帯ヘルニア（midgut herniation）で、臍帯内部に腹腔内臓器が脱出しているものです。妊娠8〜10週頃に観察されることが多いようです。生理的であるため、妊娠12週頃になると自然に腹腔内に還納され、確認できなくなります。妊娠初期に一過性に認められ、病的な意義はあまりないようです。

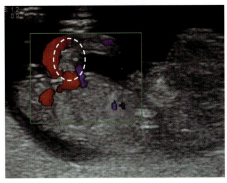

同じ症例のカラードプラ像。
白の破線内部がヘルニア部分

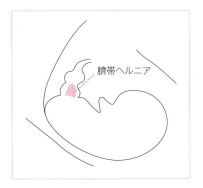

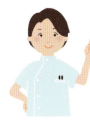

生理的臍帯ヘルニアは
一時的なもの。
つまり臍帯ヘルニアの診断は
妊娠12週以降に行われます。

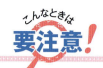

胎動がある時はひとやすみ

CRLを測定する時期には胎児もかなり活発に動き始めます。背筋を伸ばした時（左下：緊張時）と力を抜いて休んでいる時（右下：生理的屈曲の姿勢）ではCRLの計測値が少し変わります。CRLは生理的屈曲の姿勢、つまり胎児がじっとしている時に計測することになっています。胎児が元気に動いている時はほかの計測や観察を行うなど、CRL計測はひとやすみしましょう。

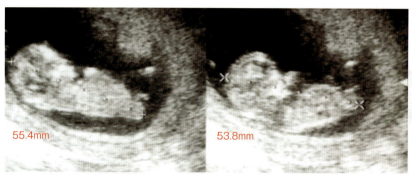

55.4mm　53.8mm

計測時期：妊娠12週

妊娠初期に大切なCRL計測

　CRLは一般的には経腟超音波で計測することが多いと思います。現在のところ経腟超音波は医師のみが施行しています。ですから、基本的にCRL計測は医師以外では不可能ということになりますが、経腹超音波でも条件さえ整えばきれいに胎児が描出できます。また、経腟超音波検査を行っても胎児の向きが悪い場合は、経腹超音波の方が見やすいこともあります。経腟、経腹にこだわらず、きれいな画像で正確な計測を行うことを一番に考える必要があります。CRL計測に適した向きを描出するには、Lecture1でも書きましたが、妊婦のからだの中の子宮の位置と、さらにその中に胎児がどの向きでいるのかをイメージできるかが大切です。これは回数を重ねればだんだんとできてくるはずです。

　妊婦健診で今後、妊娠中期・後期に胎児が正常に発育しているか評価するためには、妊娠初期の正確な妊娠週数確認が重要なポイントです。月経が不順、最終月経が曖昧、あるいは排卵日が不明などの場合、妊娠初期に超音波検査を行い、胎児の大きさで妊娠週数・分娩予定日を確認・確定・修正することが大切です。妊娠週数が不明確な場合、これを行わないと妊娠中期以降の胎児発育評価はまったく意味をなさないことになりますので……。

Lecture 4 妊娠初期に見られる異常

image 1

● 後頸部浮腫（NT）

● 見かたのポイント

　妊娠9～14週くらいの週数で、胎児の後頸部に見られる一過性の皮下浮腫をnuchal translucency（NT）といいます。Lecture3で述べたCRLを計測する時期（8～12週）と重なるくらいの週数に見られる異常で、CRL計測の際に認識されることもあります。これは最近、特に話題になっているもので、胎児の染色体異常に深く関係していると言われ、出生前診断としても用いられています。正確な計測時期は11週0日～13週6日で、CRL45～84mmの間に測定します。胎児が大きくなる

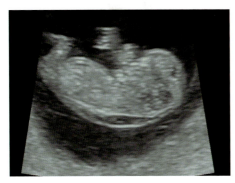

計測時期：妊娠10週

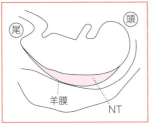

胎児背側に羊膜も同時に観察できる。

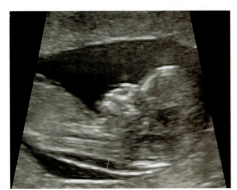

計測時期：妊娠11週

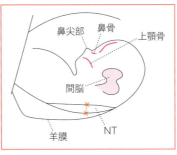

矢状断面で胎児の上半身をできるだけ大きく描出する。鼻尖部、鼻骨、上顎骨、間脳などが見える断面を確認しながら計測する。

に伴い厚さが増すことはありますが、測定週数内であればどの週数でも3.5mmが99パーセンタイル値となります。そして厚さに比例して染色体異常の確率が高くなると言われており、文献によって異常値は異なりますが、『産婦人科診療ガイドライン　産科編2014』では**表4-1**[3~5]に示したように3.5mm以上で異常頻度が増加するとされています。NT計測により21トリソミー（ダウン症候群）、18トリソミー、13トリソミー、ターナー症候群などが検出可能とされていますが、その中でもダウン症候群の検出に優れていると言われています。

　胎児染色体異常のほかにも、NTが厚いほど心形態異常児が多いなどの報告がありますが、正常児である場合の方が多いため、NTを認めた場合でも慎重な対応が必要です。0.1mm単位の計測が求められ、計測断面もしっかりと捉える必要があるなど、精度を要する計測のため、普段の健診で「NTが厚めかも」と感じたら、正確に計測可能な施設への紹介も考慮しましょう。また、胎児の姿勢によっても厚みが変化することにも注意が必要です。通常、CRLと同じように、胎児の姿勢が生理的屈曲状態の時に矢状断面で0.1mm単位まで計測します。背筋が伸びている（伸展）場合は0.6mm程度厚くなり、生理的屈曲よりさらに屈曲（強屈）している場合は0.4mm程度薄くなると言われています。

　この時期はまだ絨毛膜と羊膜が離れている状態なので、しばしば胎児の後頭部に接している羊膜をNTと勘違いしてしまうことがあります。それを避けるため、できれば羊膜とNTの両方を描出することが理想的です。

　NTが認められた場合に注意しておきたいのは、NTの存在自体は異常ではないということです。NTは胎児循環の未熟性による一時的な状態変化で、大半は正常な胎児であり、早まって妊婦に話すことは避けたいものです。正常の場合はその後の健診で後頸部の浮腫がほとんど認められなくなります。

表 4-1 ● 96,127単胎妊娠におけるNT値別胎児染色体異常頻度

NT値（mm）	胎児数	染色体異常児数（%）
～3.4	95,086	315 (0.33)
3.5～4.4	568	120 (21.1)
4.5～5.4	207	69 (33.3)
5.5～6.4	97	49 (50.5)
6.5～	166	107 (64.5)

（文献3～5より引用）

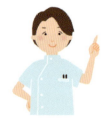

NTの存在自体は異常ではありません！

image 2

● 無頭蓋症（acrania）

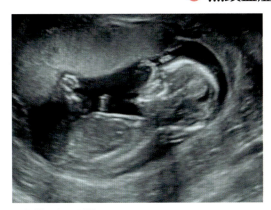

正常胎児（2D 画像）

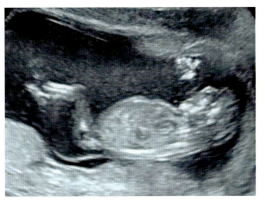

無頭蓋児（2D 画像）

● 計測時期
妊娠 13 週

● 見かたのポイント
　この症例は、予定日を確定するために妊娠 11 週で CRL 計測を行い、「頭部の形態がおかしいな？」というところから診断したものです。上の正常胎児の超音波像と比べると、下の画像では頭蓋冠が欠損（頭頂が凸になっていない）しており、プローブを動かしながら観察すると、羊水腔に浮遊する脳組織が確認できました。予後不良で致死的な病態です。4D 超音波で見てみると、さらにはっきりと頭蓋骨の欠損を確認できました。

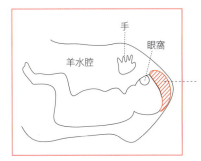

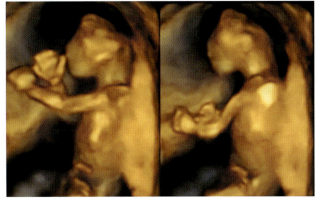

妊娠 16 週の無頭蓋児（4D 画像）

Lecture 4　妊娠初期に見られる異常

image 3

● 脳瘤 (encephalocele)

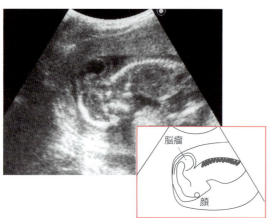

● **計測時期**
妊娠 15 週

● **見かたのポイント**
Image2 の無頭蓋症と似ていますが、頭蓋冠は確認できます。後頭部の頭蓋骨欠損部より嚢胞状に突出する部分に一部脳実質の存在も確認できます。脱出部分に脳実質を確認できる場合は極めて予後不良になります。

image 4

● 胎児水腫 (fetal hydrops)

矢状断面

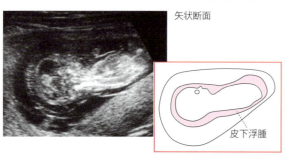

頭部水平断面

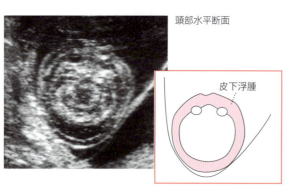

● **計測時期**
妊娠 14 週

● **見かたのポイント**
一絨毛膜二羊膜双胎の一児で、双胎間輸血症候群による心不全徴候として胎児水腫（皮下浮腫）を来した胎児です。上の画像は矢状断面で、頭部も含め全身の皮下浮腫を認めます。下の画像は頭部の水平断面ですが、著明な皮下浮腫像を認めます。

胎児水腫はさまざまな原因で起こる異常ですが、血液型不適合による免疫性のものと、この例のようにそれ以外の原因（心奇形、染色体、胸腔圧迫、双胎、胎児貧血、原因不明など）で起こる非免疫性のものとがあります。

image 5

● 胞状奇胎 (hydatidiform mole)

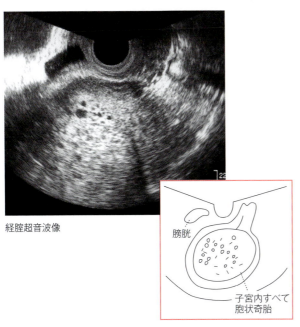

経腟超音波像

膀胱
子宮内すべて胞状奇胎

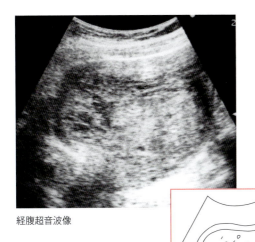

経腹超音波像

子宮内すべて胞状奇胎

● 見かたのポイント

市販の尿検査薬で妊娠陽性となり受診する方の中に胞状奇胎の患者を見ることがあります。胞状奇胎は肉眼的には絨毛組織が囊胞化したもので、その超音波像は、Lecture2で説明した絨毛組織（高輝度に描出）で子宮内が満たされ、その一部が不規則に囊胞化し低輝度に抜けたように見えます。

低解像度の経腹超音波で診断していた以前はsnow storm pattern（吹雪様像）と表現されていました（下画像）。しかし、高解像力を持つ経腟超音波を用いて診断する最近では、囊胞化した像を鮮明に描出できるようになり、small vesicle pattern（小囊胞状像）と呼ばれるようになってきました（上画像）。全胞状奇胎では全体が子宮腔内を満たす小囊胞となり、部分胞状奇胎では絨毛の内部に一部囊胞化した部分が鮮明に描出されます（画像はいずれも全胞状奇胎）。

Lecture 4 妊娠初期に見られる異常

37

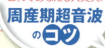

NTは一度確認を！

　このLectureでは、Lecture2と3で解説したGSやCRLを計測する時期に発見される異常について説明しました。

　Image1のNTに関しては最近話題となっているので、妊娠10〜14週くらいに一度確認するとよいでしょう。そして3mm以上と確認されれば、高次医療機関に紹介し、精査を受けるよう説明することをお勧めします。最近は妊婦向けの一般の雑誌やインターネットサイトでもNTについて説明しているものがあるようです。つい最近、私の外来に来ている妊婦から「赤ちゃんの首にむくみはありますか？」と聞かれたくらいですから。

　Image2〜5のような胎児を診察することはめったにないと思います。しかし、その異常を知っているか知らないかで超音波像を観察する能力には雲泥の差が生じます。最終診断まで行う必要はありません。「おやっ？ おかしいな」と思えるくらい、どのように見えるかくらいは覚えておいた方がよいでしょう。そして、「何か通常と違うな」と感じた時は自分で複数回観察するのもよいですし、紹介して違う人の目で見てもらうのもよいでしょう。

notes

Lecture 5 大横径（BPD）の計測法

image 1

● BPD 計測断面

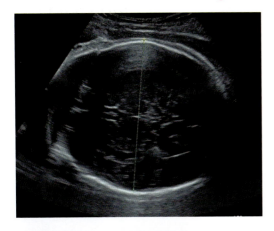

● **計測時期**

妊娠 36 週

● **見かたのポイント**

この胎児は第1頭位で、左下の図のようにプローブを当てて計測しています。これがBPD計測断面となります。また、脳内を観察する基準断面にもなります。頭蓋内が左右対称となっているかを確認しましょう。

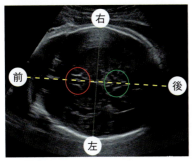

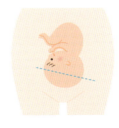

水色の線はプローブの位置

黄色破線：正中線
赤丸：透明中隔腔　緑丸：四丘体槽

● ● ● ● ● 大横径（BPD）とは？ ● ● ● ● ●

大横径（biparietal diameter；BPD）とは、簡単に言うと頭の横幅のことです。CRLが50mmより大きくなる妊娠12週以降からは、発育のスピードに差が出てきて正常範囲が生じる時期となることや胎動が増えることでCRL計測にブレが生じてくるため、妊娠週数を決定

する場合にはBPDを計測し判断します。また、妊娠週数決定以後は、胎児発育が順調であるかを確認する場合にもBPDを単独で使用したり、躯幹前後径（APTD）、躯幹横径（TTD）などの躯幹計測や胎児大腿骨長（FL）と併せて計測し推定体重を求め、発育を確認したりします。

BPDの測定方法

計測断面の出し方、計測法の一例を示します。慣れてくれば、以下の手順を意識しなくても上手に出せるようになってきます。測定方法は現在、日本超音波医学会で推奨されている、いわゆるout-in（O-I）計測法で説明します。

❶まず胎児の胎位・胎向を確認します（頭位 or 骨盤位？ 第1胎向 or 第2胎向？）。

❷頭部を描出します（胎勢の確認：屈位 or 反屈位？）。

❸（屈位の場合）だいたい脊椎と垂直となるイメージで（**Image1**）プローブを動かしながら正中線エコー（midline echo、**図5-1**の赤線）を見つけていきます（反屈位では逆方向）。

❹midline echoが見つかったら、今度はmidline echoがプローブとなるべく水平になるような角度（頭部の左右からビームが入るよう）にプローブを徐々に腹壁に沿ってスライドさせていきます（水平の方がより正確に計測できます）。

❺midline echoが出たら、脳内が左右対称に描出されるようにプローブを寝かせる角度を変えていきます（**図5-2**はまだ左右非対称なところ）。

❻透明中隔腔と四丘体槽が描出されていることを確認します（どちらも描出されずmidline

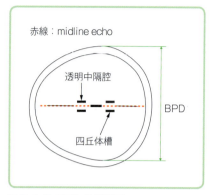

図5-1 ● BPD計測断面

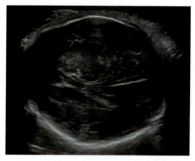

図5-2 ● BPD基準断面よりやや上方斜めに向いている

echoが一直線に見えたら上方すぎであるということなので、少し下方へプローブを平行移動させます）。

❼**Image1**の断面が出たら母体腹壁側（プローブに近い側、画面の上方）の頭蓋骨外側（out）と反体側（プローブから遠い側、画面の下方）の内側（in）でBPD計測を行い（**図5-1**）、基準値（**表5-1**）[2)]と比較します。

もし、基準値より明らかに小さい場合はウイルス感染や薬物曝露、ヘルニアなどによる小頭症を疑い、明らかに大きい場合は水頭症や胎児脳腫瘍などの頭蓋内占拠性病変を疑います。

表 5-1 ● BPD 値に対応する妊娠日数（日本超音波医学会）

BPD (mm)	gestational age mean	SD	BPD (mm)	gestational age mean	SD
13	10W + 1	4	52	21W + 6	1W + 0
14	10W + 3	4	53	22W + 1	1W + 1
15	10W + 5	4	54	22W + 3	1W + 1
16	11W + 0	4	55	22W + 5	1W + 1
17	11W + 2	4	56	23W + 1	1W + 1
18	11W + 4	4	57	23W + 3	1W + 1
19	11W + 6	4	58	23W + 5	1W + 1
20	12W + 1	4	59	24W + 1	1W + 1
21	12W + 3	4	60	24W + 3	1W + 2
22	12W + 6	4	61	24W + 5	1W + 2
23	13W + 1	5	62	25W + 1	1W + 2
24	13W + 3	5	63	25W + 3	1W + 2
25	13W + 5	5	64	25W + 5	1W + 2
26	14W + 0	5	65	26W + 1	1W + 2
27	14W + 2	5	66	26W + 3	1W + 3
28	14W + 4	5	67	26W + 6	1W + 3
29	14W + 6	5	68	27W + 2	1W + 3
30	15W + 1	5	69	27W + 4	1W + 3
31	15W + 3	5	70	28W + 0	1W + 3
32	15W + 5	5	71	28W + 3	1W + 3
33	16W + 0	5	72	28W + 5	1W + 4
34	16W + 2	5	73	29W + 1	1W + 4
35	16W + 4	5	74	29W + 4	1W + 4
36	16W + 6	6	75	30W + 0	1W + 4
37	17W + 1	6	76	30W + 3	1W + 4
38	17W + 4	6	77	30W + 6	1W + 5
39	17W + 6	6	78	31W + 2	1W + 5
40	18W + 1	6	79	31W + 5	1W + 5
41	18W + 3	6	80	32W + 1	1W + 5
42	18W + 5	6	81	32W + 5	1W + 5
43	19W + 0	6	82	33W + 1	1W + 6
44	19W + 2	6	83	33W + 5	1W + 6
45	19W + 4	6	84	34W + 2	1W + 6
46	20W + 0	1W + 0	85	34W + 6	1W + 6
47	20W + 2	1W + 0	86	35W + 3	2W + 0
48	20W + 4	1W + 0	87	36W + 0	2W + 0
49	20W + 6	1W + 0	88	36W + 5	2W + 0
50	21W + 1	1W + 0	89	37W + 4	2W + 0
51	21W + 3	1W + 0	90	38W + 3	2W + 1

＊BPD 値の妊娠週数ごとの基準値は p.150（付表 2）参照 （文献 2 より引用）

Lecture 5 大横径（BPD）の計測法

image 2

● **眼窩・眼球の観察**

● **計測時期**
  妊娠 30 週

● **見かたのポイント**

BPD の基準断面が出せたら、そこからプローブの真ん中を軸にして回転させてみましょう（**Image1** のように第 1 頭位の場合は時計回り）。よく見ると、眼球の水晶体も観察できます。プローブを静止して観察していると水晶体の動きが見られ、この時期にはもうきょろきょろとしていることがわかります。また、眼窩間距離もこの断面で計測可能で、染色体異常の鑑別などに役立ちます。

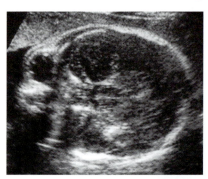
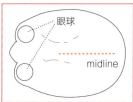
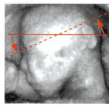

image 3

● **小脳の観察**

● **計測時期**
  妊娠 30 週

● **見かたのポイント**

今度は基準断面から逆方向にプローブを回転させてみましょう。後頭部に小脳が描出されます。小脳径の異常には染色体異常のほか、小脳低形成、Dandy-Walker 症候群、Arnold-Chiari 症候群などがあります。

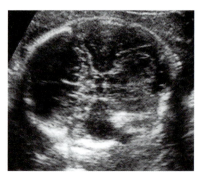
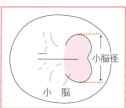
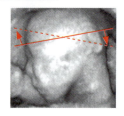

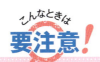

計測時期：妊娠 22 週

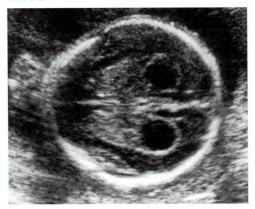

脈絡叢囊胞
(choroid plexus cyst)

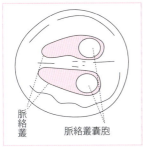

脈絡叢
脈絡叢囊胞

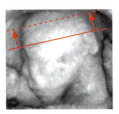

● 側脳室の観察
〜脈絡叢囊胞〜

　基準断面から上方へ水平にプローブを移動させると、低輝度領域として側脳室が観察できる断面となります。側脳室の見え方は週数によって少しずつ変化します。通常は水平断面であれば左右対称に見え、横径で 10mm 以上の場合は側脳室拡大を疑います。また、側脳室の内部に高輝度に脈絡叢を確認することができます。

　この画像は週数相当の側脳室で、内部に高輝度に見える脈絡叢と、後部に低輝度の辺縁明瞭な比較的大きい脈絡叢囊胞を両側に認めます。脈絡叢囊胞は 1％の頻度で見られ、通常は 15 週頃に発見され 26 週くらいには消失します。病的な意味はあまりありませんがソフトマーカーとも呼ばれ、脈絡叢囊胞は単独では問題ないとされていますが、ほかに合併奇形がある場合、18 トリソミーなどの染色体異常が疑われます。

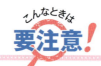

● 頭蓋内が見えすぎる!?
〜頭蓋冠の膜様骨化不全〜

　この画像は今までの画像とは異なり、頭蓋内構造がはっきり描出されています。胎児期にはだんだんと頭蓋骨の骨化が進み、妊娠後期には角度によっては確認しにくいほどになってきます。骨化に伴い頭蓋骨が超音波を反射してしまい、その奥の脳構造を見えにくくしてしまうためです。この画像は妊娠23週ですが、週数に比べてはっきりと脳内を観察できます。骨形成不全症（osteogenesis imperfecta；OI）の胎児で、頭蓋骨の骨化が不良のため超音波が脳内に到達しやすいからだと考えられました。また、膜様頭蓋とも言われ、画像のようにプローブで母体腹壁を少し下方へ圧迫するようにすると、わずかな力で頭部形態の変化が見られます（プレッシャーテスト陽性）。この疾患は、出生時や出生後に新生児科医の手当てが必要であり、高次の施設で診てもらう方がよいでしょう。

圧迫前　　　　　　　　　　プローブ圧迫時

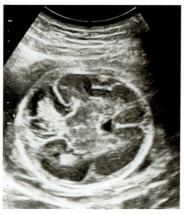 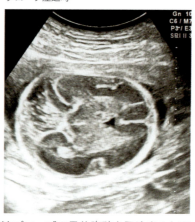

計測時期：妊娠23週
骨形成不全症Ⅱ型

膜様頭蓋のプレッシャーテスト：超音波プローブで母体腹壁を圧迫すると頭蓋が変形するのが観察されます。この胎児にはほかにも、肋骨や大腿骨の病的骨折による変形が確認されました。

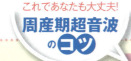

推定体重を求めるメリット

　Lecture5~7 では、推定胎児体重（estimated fetal body weight；EFW）を求めるためのパラメーターを説明していきます。

　BPD の計測を含め、推定体重を求めるメリットはとても大きく、①発育不良の胎児（fetal growth restriction；FGR）を診断し、原因検索や治療などの対策がとれること、②大きな胎児（巨大児）を予測し、肩甲難産などの分娩時のデメリットを考慮した分娩様式の選択を行う機会が生まれること、③早産・低出生体重児出生の際に、待ち受ける新生児科医にとって重要な胎児情報となること、④妊婦やその家族が母性を育む際に胎児を実感する手助けになること、など多岐にわたります[6]。しかし、それらの情報として利用するには、それぞれのパラメーターをちゃんと正確に計測するということが大原則となります。

notes

Lecture 6 胎児腹部の計測法
躯幹の計測

image 1

● 腹部（躯幹）の計測断面

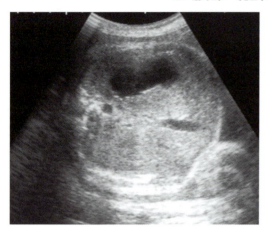

● **計測時期**
妊娠 34 週

● **見かたのポイント**

　この胎児は第 2 頭位で、左下の図のようにプローブを当てて計測しています。この断面が躯幹の計測断面となります。肝内臍静脈、胃胞、脊椎、大動脈を指標にしてこの断面を出せるようにしましょう。その時にはきれいな断面の画像を描出しようと一生懸命になりすぎて、腹壁にプローブを押し付けないように注意しましょう！

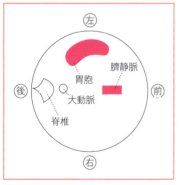

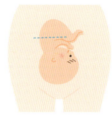

水色の線はプローブの位置

胎児腹部（躯幹）の計測

　胎児躯幹の計測では、大横径（BPD）や胎児大腿骨長（FL）など推定体重を求める各パラメーターと比較して柔軟性のある構造を計測するため、最も測定誤差が生じやすくなります。胎児が呼吸様運動や胎動で動いたり、プローブで強く圧迫してしまうとすぐに計測値がずれてしまいます。より正確に計測するため、より迅速に計測断面を出すことが求められます。

　現在、計測には躯幹前後径（anteroposterior trunk diameter；APTD）×躯幹横径（transverse trunk diameter；TTD）、またはエリプス（近似楕円）計測による胎児腹囲（abdominal circumference；AC）を用いることが一般的です（図6-1）。日本超音波医学会では簡便に計測可能なエリプス法によるACの計測を推奨しています[2]。計測法は、教科書的には「計測断面は胎児の腹部大動脈に直交する断面で、胎児の腹壁から脊椎までの距離の前方3分の1から4分の1の部位に肝内臍静脈が描出され、同時に胃胞が描出される断面を基本断面と設定する。腹壁から脊椎棘突起までをAPTD、これに直交する横径をTTD、腹部の外周の周囲長をACとして計測する。ACは直交する2直線（通常は前後径と横径）により作成される楕円で腹囲を近似計測するエリプス法による計測とする」と書いてありますが[2]、少し難しいので計測方法例を段階に分けて示します。

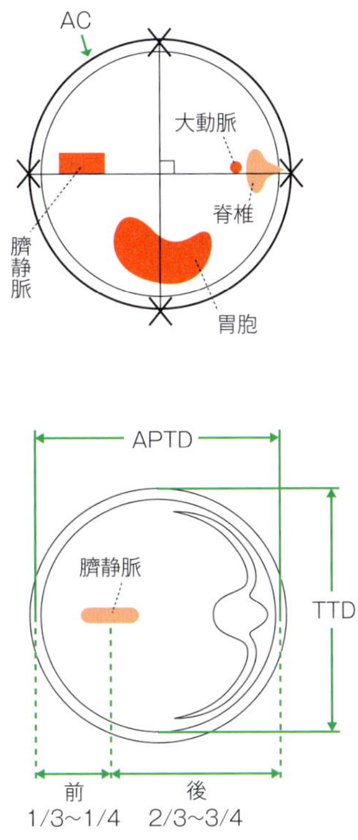

AC断面の探し方の一例

❶胎児の位置を確認し、脊椎をできるだけ長く、画面に水平に描出します。

図6-1 ● AC、APTDとTTD

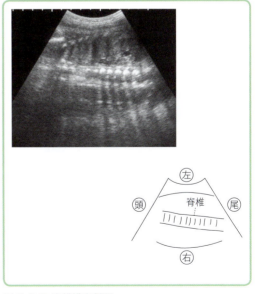

図6-2 ● 脊椎描出断面

❷ 高輝度に描出される脊椎に並走し対照的に低輝度で描出される大動脈を見つけ、同時に横隔膜・胃胞（低輝度）の位置を確認し、画面の中心に胃胞がくるようにします。

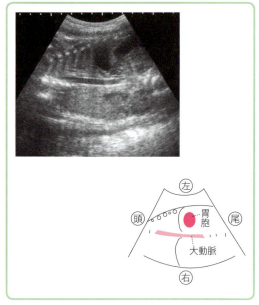

図 6-3 ● 胃胞描出断面

❸ そこからプローブを 90 度回転させ、縦断面に直行する面を出し、肝内臍静脈、胃胞、脊椎、大動脈が描出しているかを確認します。

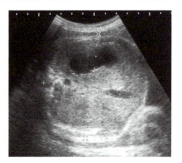

図 6-4 ● APTD、TTD 計測断面

❹ プローブを少しずつ移動させて大動脈断面が円形に描出され、臍静脈が前後径の前 3 分の 1 ～ 4 分の 1 の位置に描出され、胃胞の確認できる面を探し、計測断面描出完了です。画面停止！（**Image1**）

❺ APTD 測定は腹壁の中央から中央、TTD はプローブ近位の腹壁は外側を、遠位は内側を測定します。

❻ AC はエリプス法で腹壁外側をすべて囲み、計測します。

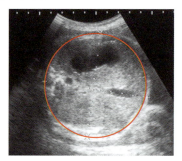

図 6-5 ● エリプス法

❼ AC の基準値（**表 6-1**）[2] を参照し、週数相当か確認します。

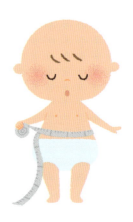

表 6-1 ● AC 値に対応する妊娠日数（日本超音波医学会）

AC (cm)	gestational age		AC (cm)	gestational age	
	mean	SD		mean	SD
10.0	15W + 3	1W + 1	21.5	27W + 0	1W + 5
10.5	16W + 0	1W + 1	22.0	27W + 3	1W + 5
11.0	16W + 4	1W + 1	22.5	28W + 0	1W + 5
11.5	17W + 0	1W + 1	23.0	28W + 4	1W + 5
12.0	17W + 4	1W + 2	23.5	29W + 0	1W + 5
12.5	18W + 0	1W + 2	24.0	29W + 4	1W + 6
13.0	18W + 4	1W + 2	24.5	30W + 1	1W + 6
13.5	19W + 0	1W + 2	25.0	30W + 5	1W + 6
14.0	19W + 4	1W + 2	25.5	31W + 2	1W + 6
14.5	20W + 0	1W + 2	26.0	31W + 6	1W + 6
15.0	20W + 3	1W + 3	26.5	32W + 3	1W + 6
15.5	21W + 0	1W + 3	27.0	33W + 1	1W + 6
16.0	21W + 3	1W + 3	27.5	33W + 5	2W + 0
16.5	22W + 0	1W + 3	28.0	34W + 2	2W + 0
17.0	22W + 3	1W + 3	28.5	35W + 0	2W + 0
17.5	22W + 6	1W + 3	29.0	35W + 4	2W + 0
18.0	23W + 3	1W + 4	29.5	36W + 2	2W + 0
18.5	23W + 6	1W + 4	30.0	37W + 0	2W + 0
19.0	24W + 3	1W + 4	30.5	37W + 5	2W + 0
19.5	24W + 6	1W + 4	31.0	38W + 2	2W + 1
20.0	25W + 3	1W + 4	31.5	39W + 0	2W + 1
20.5	25W + 6	1W + 4	32.0	39W + 6	2W + 1
21.0	26W + 3	1W + 5	32.5	40W + 4	2W + 1

＊AC 値の妊娠週数ごとの基準値は p.151 ページ（付表 3）参照　　　（文献 2 より引用）

image 2

● 誤った計測断面

● **計測時期**
妊娠 30 週

● **見かたのポイント**

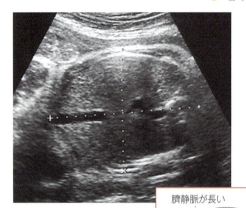

上の画像は AC 計測断面よりやや斜めになった断面です（下画像実線）。下の矢状断面の画像で、腹壁直下から頭側脊椎方向（肝下面）に向かう臍静脈が確認できますが、このように臍静脈は測定横断面と平行ではないため、上の画像のように臍静脈が長く出ている時は矢状断面の実線のように描出していることになります。大動脈も斜めで楕円形になっています。**Image1** の正しい断面（下図破線）に比べてやや大きめの測定値になってしまいます。

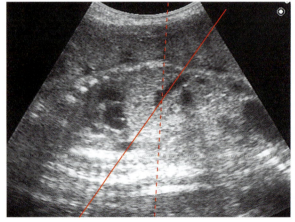

矢状断面
（破線：正しい基準断面、
実線：上画像の断面）

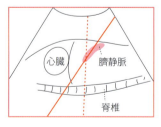

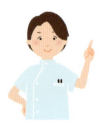

計測断面は
正確に描出しよう！

image 3

● 斜め方向の AC

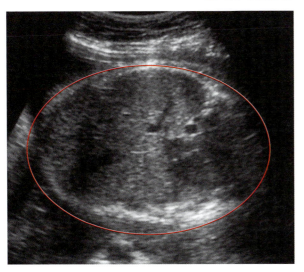

● **計測時期**
　妊娠 35 週

● **見かたのポイント**
　胎児の向きにより斜めに AC が計測されています。計測の際、どうしてもこういう断面しか描出できない場合があります。このような場合は、エリプス法で楕円を描く時、必ずしも前後径と横径の2つでつくろうとしなくてもよいです。胎児の向きにより前後左右ではなく斜め方向の楕円になることもあります。外周をなるべく正確に捉えることが重要です。

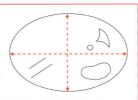

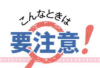

胃胞が見えない!?
～横隔膜ヘルニア～

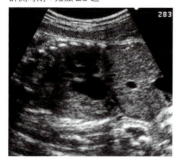

計測時期：妊娠29週

胸部前額断面

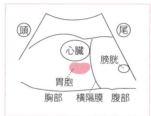

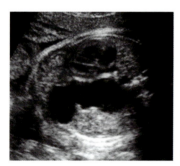

胸部水平断面

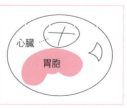

ACを計測する時、稀に胃胞が確認できない場合があります。胃胞は胎児が羊水の嚥下運動を始める10週台後半、妊娠中期には確認可能です。ですからACを測定して推定体重を求めるような週数では、たいてい確認できるはずです。確認できない場合、胃より上部の通過障害や嚥下障害で胃胞が大きくならず見えない場合と、この症例のように通常の位置以外の部位にあり確認できない場合などがあります。前者の場合、羊水量の増加が起こってくるでしょう。横隔膜ヘルニアの場合も羊水過多傾向となりますが、ヘルニア孔が大きい場合はその傾向は緩徐で、胃胞は胸腔と腹腔を移動するのでAC計測断面で見えたり、ある時は見えなかったりします。また、消化管が胸腔に移動するのでACが週数に比して小さめになったりします。おかしいなと思った時は、時期を変えた複数回の観察を行い変化の有無を確認することが大切です。

これであなたも大丈夫！周産期超音波のコツ

腹部計測におけるポイント

　このLectureでは、推定体重を求めるためのパラメーターの第2弾として腹部の計測を説明しました。腹部の測定は簡単なようで意外と難しいところがあります。

　腹部計測の断面が正確に出ているかの確認は、

①脊椎、肋骨がおおよそ左右対称に出ているか
②大動脈が円形に出ているか
③胃胞が確認できるか
④臍静脈は前方3分の1から4分の1の部位に描出されているか（長すぎないか）

　ということがポイントになりますが、より正確に計測するために、

⑤呼吸様運動のない時期をねらう
⑥脊椎は左右どちらかになるように（前後径が画面で水平になるように）プローブを動かす
⑦プローブを妊婦の腹部に強く押し付けすぎない

　などに注意して計測してみましょう。

notes

Lecture 7 大腿骨長（FL）の計測法

image 1

● **FL 計測断面**

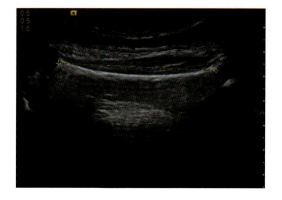

● **計測時期**
妊娠 39 週

● **見かたのポイント**
　この胎児は第 2 頭位で、左下の図のようにプローブを当てて計測しています。この画像の断面が大腿骨長（FL）計測断面となります。大腿骨は角度によって少し違う形に見えることがあります。難しくなりますが、これは本来厚みのある大腿骨の表面の超音波を反射している部分のみを見ているためで、大腿骨全体が見えているわけではないからです。この画像の大腿骨の見え方は、胎児の側方から測定した断面の最も見慣れた形で、最も正確に計測できる断面となります。なるべく画面の左右に平行となるように、そしてなるべく大きく描出するようにしましょう。

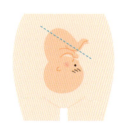

水色の線はプローブの位置

胎児大腿骨長（FL）の計測

　BPD（大横径）・AC（胎児腹囲）と同じように、胎児大腿骨長（femur length；FL）計測断面の出し方、計測法の一例を示します。

1. 大腿骨の探し方

❶ まず胎児の胎位・胎向を確認します（頭位 or 骨盤位？第 1 胎向 or 第 2 胎向？）。

❷ AC 計測断面からプローブをそのまま平行に尾側に移動し、大腿骨を見つけます。図

7-1のように躯幹の脇に大腿骨の断面が確認できます。この時、下腿と区別するため、骨が1本であることを確認してください（下腿なら2本あるはずです）。

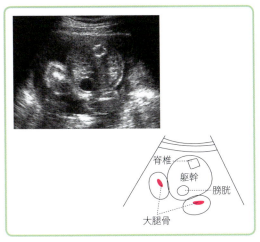

図7-1 ● 大腿骨の見つけ方①

❸描出しやすい側（可能ならプローブに近い側）の大腿骨の断面をプローブの中央まで来るように移動させてから、プローブを90度回転させます。

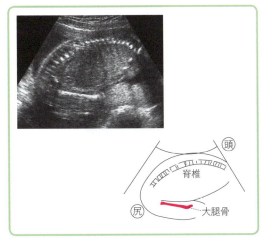

図7-2 ● 大腿骨の見つけ方②

❹プローブを少しずつ動かし、大腿骨の長軸が描出されてきたら、それをなるべくプローブに近付くように、そしてプローブとなるべく平行になるように描出します。大腿骨がプローブと垂直方向に描出された状態だと、短く計測されてしまうことがあります。

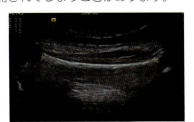

図7-3 ● 大腿骨の見つけ方③

❺化骨部分の両端の中央から中央を計測します。間違えやすい点は、大腿骨像の先端から描出される線状の高エコー部分です。これは骨端軟骨部ですので、計測には含みません。

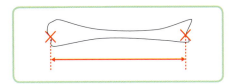

図7-4 ● FL計測図（左：お尻側、右：膝側）

❻計測値を基準値と比較します（**表7-1**）[2]。

2. FLをうまく計測するためのひと工夫 〜Bモードゲインの上げ下げ〜

FL計測は骨の端から端までの計測ですが、Bモードゲインが上がりすぎていると端が見えにくいことがあります（**図7-5左**）。そんな時はBモードケインを少ししぼって下げてみると端が確認しやすくなることがあります（**図7-5右**）。骨などの高輝度のものを計測する時には、この機能もうまく使いこなせると便利です。

Lecture 7 大腿骨長（FL）の計測法

表 7-1 ● FL 値に対応する妊娠日数（日本超音波医学会）

FL (mm)	gestational age		FL (mm)	gestational age	
	mean	SD		mean	SD
20	16W + 1	6	46	26W + 2	1W + 3
21	16W + 3	6	47	26W + 5	1W + 3
22	16W + 6	6	48	27W + 2	1W + 3
23	17W + 1	1W + 0	49	27W + 5	1W + 3
24	17W + 3	1W + 0	50	28W + 2	1W + 3
25	17W + 6	1W + 0	51	28W + 5	1W + 3
26	18W + 1	1W + 0	52	29W + 2	1W + 4
27	18W + 3	1W + 0	53	29W + 5	1W + 4
28	18W + 6	1W + 0	54	30W + 2	1W + 4
29	19W + 1	1W + 0	55	30W + 5	1W + 4
30	19W + 4	1W + 1	56	31W + 2	1W + 4
31	20W + 0	1W + 1	57	31W + 6	1W + 4
32	20W + 2	1W + 1	58	32W + 3	1W + 4
33	20W + 5	1W + 1	59	33W + 0	1W + 5
34	21W + 1	1W + 1	60	33W + 3	1W + 5
35	21W + 3	1W + 1	61	34W + 0	1W + 5
36	21W + 6	1W + 1	62	34W + 4	1W + 5
37	22W + 2	1W + 2	63	35W + 1	1W + 5
38	22W + 5	1W + 2	64	35W + 5	1W + 5
39	23W + 1	1W + 2	65	36W + 2	1W + 5
40	23W + 4	1W + 2	66	37W + 0	1W + 5
41	24W + 0	1W + 2	67	37W + 4	1W + 6
42	24W + 3	1W + 2	68	38W + 1	1W + 6
43	24W + 6	1W + 2	69	38W + 5	1W + 6
44	25W + 3	1W + 2	70	39W + 3	1W + 6
45	25W + 6	1W + 3			

＊FL 値の妊娠週数ごとの基準値は p.152（付表 4）参照　　　　　（文献 2 より引用）

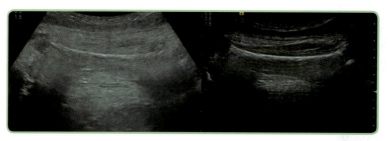

図 7-5 ● B モードゲインの上げ下げ

image 2

● **胎位の違い**

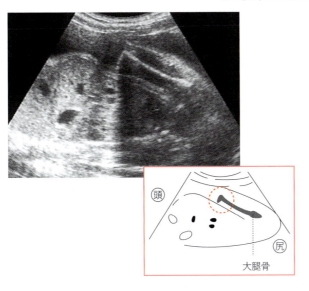

● **計測時期**

妊娠 28 週

● **見かたのポイント**

　これは胎児が上向き（臥位）になっているところの矢状断像です。大腿骨は角度によって少し違う形に見えることは **Image1** でも述べましたが、**Image1** の FL 像と比べると、膝側の端の描出像に違いがあることがわかると思います。膝側の遠位端が描出され、大腿骨が「への字型」に見えています。

image 3

● **FL が短い？**

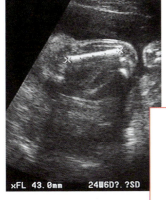

● **計測時期**

妊娠 29 週

● **見かたのポイント**

　妊娠 29 週、FGR で紹介となった児の FL です。FL の計測値は 43mm で、24 週 6 日相当でした。BPD と AC はおおよそ週数相当で、FL だけ短く、結果的にはダウン症候群でした。ダウン症候群では FL や上腕骨などの長管骨が短いことがあります。その他、四肢短縮症でも BPD と AC に比べて FL が週数より短く測定されます。

計測時期：妊娠 25 週

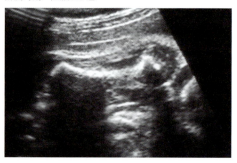

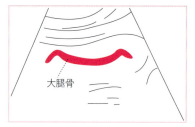

大腿骨

● telephone receiver

　左の画像は、ぱっと見て今まで掲示したFL像と明らかに形態が違うことに気付くと思います。通常のFL像より中央が湾曲して見えますし、妊娠25週であってもFL長は21週相当と短く、四肢短縮症を含む骨系統疾患を疑わなければならない所見です。超音波検査は超音波の反射で得られる画像であるため、骨の形がそのまま見られず、表面の反射像としての画像化ですので、胎児のどの方向から観察するかによって、同じ骨を見ていても得られる画像が違ってくることに注意が必要ですが、この画像は致死性骨異形成症（thanatophoric dysplasia）の正面X線像で見られる「telephone receiver」像（電話の受話器という意味）に似ています。骨系統疾患の中には致死的なものや遺伝するものもあるため、通常のFL像と違うなと感じたら、精密検査を行うことができる大きな病院で一度見てもらった方がよいでしょう。

「いつもと違う」と感じたら、精査のできる施設への紹介を考慮しましょう！

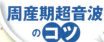

周産期超音波のコツ

胎児の正常な発育の確認を！

　Lecture5でBPD、Lecture6でAC（APTD・TTD）の計測法を述べましたが、Lecture7のFLの測定で、推定体重を求めるのに必要な3カ所が完成です！推定体重のパラメーターは計測できるようになったでしょうか？この3つのパラメーターのうちFLを苦手とする人が多いようです。胎児が元気よく動いていると、なおさら難しいですよね。正確に、短時間で計測できるようにがんばって練習してみてください。なお、現在の超音波診断装置は、これら3カ所を計測すると推定体重が自動的に算出されるものがほとんどです。推定体重の計算式は資料編（p.148）を参照してください。

　妊婦健診を行う上で、妊娠週数決定以後は胎児発育が順調であるかを確認することが大切です。それぞれを正常発育曲線にプロットすることによって正常発育を確認することも重要です。しかし毎回、推定体重を求めることばかりに超音波診断の時間を割くことにはあまり意味がありません。理想的には素早く（おおよそ1～2分）推定体重を測定して、その他の観察も行っていきたいものです。

notes

Lecture 8 胎盤の観察

image 1

● 胎盤

● **観察時期**
　妊娠33週

● **見かたのポイント**
　プローブを左下図のように置いて観察した超音波像です。
　通常、胎盤は子宮筋層より高輝度で、ほぼ均一の厚みを持つ実質像として観察されます。この場合、胎盤はプローブに近い位置の子宮壁に付着しており、いわゆる前壁付着です。その下方に胎児の躯幹、四肢が描出されています。位置、厚さ、成熟度ともに正常な胎盤です（grade Ⅰ）。

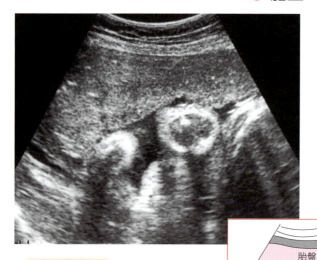

水色の線はプローブの位置

胎盤の観察法

胎盤の観察ポイントは以下の3つです。

1. 位　置

まず子宮のどこに胎盤が付着しているかを観察します。母体の腹部を水平断面になるように（**Image1** のように）描出し、大きく分けて**図8-1**のどの位置に近いかを確認します。そして胎盤を画面中央に描出し、プローブを90度回

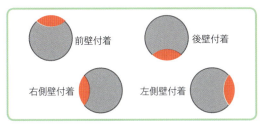

図 8-1 ● 胎盤の付着位置

転させて胎盤の辺縁から辺縁までを見て、子宮底部寄りなのか子宮頸部寄りなのか上下方向の位置関係を観察します（内子宮口付近まで達している可能性があれば経腟超音波で確認）。

2. 厚 さ

胎盤は週数とともに成長し厚くなります。子宮の比較的平らな面に付着している部位で計測しますが、最大でも 40mm を超えることはほとんどありません。これより厚い場合は常位胎盤早期剥離、胎盤血腫、胎盤腫瘍などを疑います（側壁付着では折れ曲がって、一見厚く見えることもあります）。厚さを見る際には子宮筋層との境界が明瞭かも確認しましょう。**Image1** では子宮筋層（高輝度）と胎盤（次に高輝度）との間に薄い一筋の低輝度領域を確認できます。この層は脱落膜を見ていることになり、この層が胎盤付着部すべてに確認できれば癒着胎盤の可能性は低くなります。一見すると胎盤が厚いように見えていても、子宮筋腫や腺筋症などで子宮筋層に厚みがある場合もあります。

3. 成熟度

胎盤は胎児とともに成熟していきます。正常の過程では週数により超音波での見え方に変化

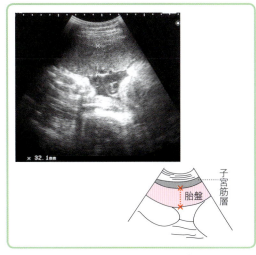

図 8-2 ● 前壁付着の胎盤（33 週、厚さ 32.1mm）

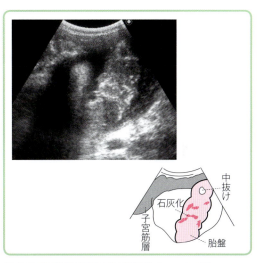

図 8-3 ● 成熟の進んでいる胎盤（grade Ⅲ）

が現れてきますが、Grannum らは **図 8-4** のように 4 段階に分類しました[7]。30 週過ぎ頃より grade0 から徐々に進行し、grade が進行するにつれて胎児の成熟度も上がるとしています。また、妊娠高血圧症候群の場合、比較的早く成熟が進行するとも言われています。30 週を超えた胎児の場合は成熟度も確認してみましょう。

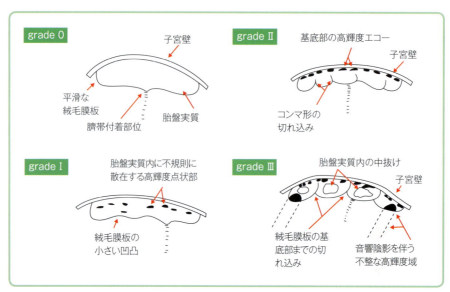

図 8-4 ● 胎盤の成熟度分類（Grannum ら）（文献 7 より引用改変）

image 2

● 中隔に付着する胎盤

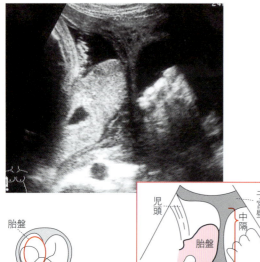

● **観察時期**
妊娠 35 週

● **見かたのポイント**
　この画像では中隔子宮の右側に児頭があり、左に胎児の手が描出されています。胎盤はその中隔部分に後壁から付着しています。

　このように中隔に付着する胎盤は FGR や常位胎盤早期剥離などを起こしやすいとされています。

image 3

● 前置胎盤

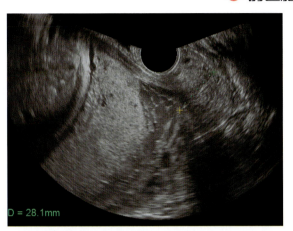

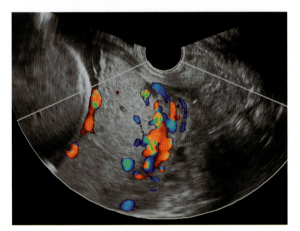

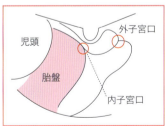

● **観察時期**
　妊娠 29 週

● **見かたのポイント**

　経腟超音波像です。胎盤が完全に内子宮口を覆っている全前置胎盤です。この症例では、胎盤のメインは後壁に付着しており、前方へ回り込むように内子宮口を覆っています（上画像）。同部位を下の画像のようにカラードプラを使用して見ると、内子宮口と胎盤との間に豊富な血流像を認めます。

　経腹超音波で胎盤が子宮下部に付着していることが確認された場合、この症例のように経腟超音波で胎盤と内子宮口との位置関係を見ておく必要があります。診断時期は、あまり早期では子宮峡部が開大しておらず正確な診断ができないため、子宮峡部が消失し、不規則な子宮収縮（Braxton Hicks' 収縮）が出現する前の 28～30 週くらいがよいでしょう。

前置胎盤の診断は 28～30 週に！

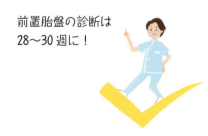

● 巨大絨毛膜板下血腫
～Breus' mole～

この症例は FGR にて紹介となったケースです。一見すると胎盤は後壁付着で、前壁にまで及んでいる厚い胎盤のように見えます（上画像）。しばらく観察していると、下画像のように胎児側（絨毛膜板側）胎盤内に低輝度の部分と高輝度の部分が出現しているのがわかりました。これは絨毛膜板下血腫で、Breus' mole とも呼ばれています。絨毛膜板直下に生じるこの厚さ 10mm 以上の巨大な絨毛膜板下血腫は、2,000 分娩に 1 例の頻度で認められ、比較的稀な疾患です。巨大な血腫で胎盤循環が損なわれると FGR や子宮内胎児死亡（intrauterine fetal death；IUFD）を来すため、児は予後不良であることが多いとされています。また、母体にはしばしば妊娠高血圧症候群を伴います。このような症例は大きな施設での管理が望ましいでしょう。

観察時期：妊娠 33 週

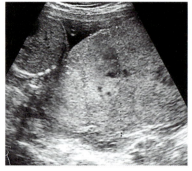

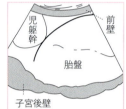

①観察開始時

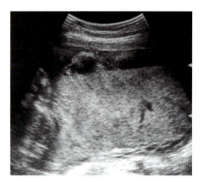

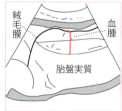

②観察 10 分後

観察時期：妊娠 32 週

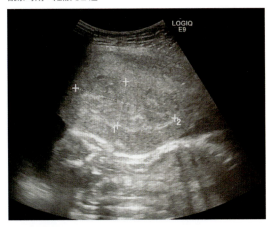

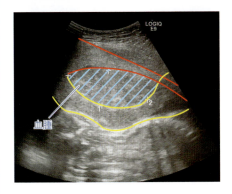

● **常位胎盤早期剝離**

　この妊婦は軽度の腹緊で外来受診しました。外出血はなく超音波検査を施行したところ（上画像）、胎盤は子宮の前壁付着でしたが、下画像のように赤線で囲まれた子宮筋層と黄色の線で囲まれた胎盤との間に低輝度と高輝度の混在する一部流動性の腫瘤を認めました。その後の観察で同部位の増大を認め、腹緊も次第に強くなって痛みを伴うようになり、常位胎盤早期剝離と診断して緊急帝王切開を施行しました。

　血腫像は低輝度で見える場合と高輝度で見える場合とがあり、出血からの時間差で輝度がさまざまとなるようです。胎盤と筋層との間に広いスペースがあった場合には、常位胎盤早期剝離も念頭に置いて観察しましょう。

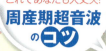

胎盤を見る時のポイント

　経腹超音波で胎盤を観察する場合、まず①過度に膀胱を充満させないことが大切です。子宮下部の前壁と後壁とが近接してしまい、位置関係がわかりづらいことがあるからです。膀胱充満が適度な時に観察するようにしましょう。また、②プローブをあまり腹壁に押し付けないようにします。前壁と後壁とが近接して位置関係が把握しにくかったり、胎盤が変形してしまったりします。

　経腟超音波で胎盤の観察を行う場合は、①内子宮口付近を正確に観察するために、膀胱を空虚にするように指示し、②プローブを子宮頸部にあまり強く当てすぎないことです。強く当てると内子宮口付近がつぶれてしまい、胎盤と子宮口との位置関係を把握しづらくなったり、刺激になって子宮下部が局所的に収縮を起こしたりすることもあります。プローブを腟内に挿入し子宮頸部を確認したら、プローブを少し引き戻し、しばらく時間をおいて観察するとよいでしょう。

　超音波で胎児を観察する時、胎盤も観察したことがあるという人がほとんどでしょう。ただ、「胎児に比べるとあまり観察していないかな」という人が多いのでは、と思います。胎盤は妊娠10週頃には初期胎盤として観察できるようになります。これからは胎児同様、胎盤も観察するようにしてください。

　最近は子宮の手術既往（子宮筋腫核出術後、帝王切開既往、頻回の子宮内搔把既往など）のある妊婦が増えてきています。手術部位に一致して胎盤が付着している場合、胎盤が子宮筋層に癒着している可能性も念頭に置いて診察しなければなりません。このような妊婦には、p.61の「胎盤の観察法」の「厚さ」で説明したように、筋層と胎盤との間の低輝度領域である脱落膜の有無を確認する習慣をつけておいた方がよいでしょう。

Lecture 9　臍帯の観察

image 1

● 臍帯

● **観察時期**
妊娠 31 週

● **見かたのポイント**

前壁付着の胎盤の中央に付着する臍帯が確認できます。この画像はBモード断層法ですが、縦断面・横断面の両者を確認すると、やや細めの血管2本（臍帯動脈）と太めの血管1本（臍帯静脈）がらせん状に絡み合っているのがわかります。カラードプラ法を用いると、胎盤へ向かう血流の臍帯動脈2本と、胎児へ向かう血流の臍帯静脈1本がより容易に確認できます。また、パワードプラ法では臍帯の走行を追跡しやすくなります。

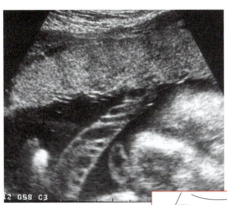
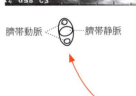
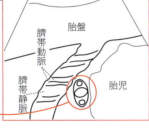
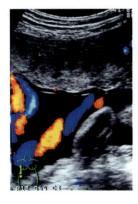
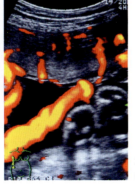

左：カラードプラ法
右：パワードプラ法

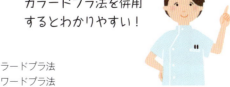

臍帯の観察ではカラードプラ法を併用するとわかりやすい！

臍帯の観察法

　臍帯、つまり「へその緒」は、ご存じのとおり胎盤の胎児面と胎児の臍を結ぶ索状物で、胎盤へ向かう血流の臍帯動脈 2 本と胎児へ向かう血流の臍帯静脈 1 本、およびその間を埋める Wharton 膠質より構成されるものです。妊娠末期になると長さは約 50〜60cm ぐらい、直径は 15mm 程度となります。3 本の臍帯血管はらせん状に絡み合っていますが、これは妊娠 10 週前後に形成され、全部で 10 回程度回転しています。適度な捻転は結果的に、胎児や胎盤・子宮壁からの圧迫に強く耐えられる力を臍帯に与えます。そのため捻転の欠如は胎動減少、non-reassuring fetal status（NRFS）、染色体異常、子宮内胎児死亡に関連するとの報告もあります。過度捻転についても FGR、NRFS、子宮内胎児死亡を来しやすいとされています。超音波検査での主な臍帯の観察ポイントを 4 つ示します。

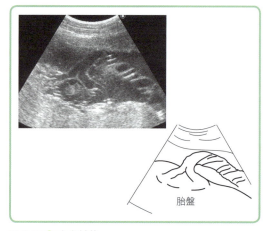

図 9-2 ● 中央付着

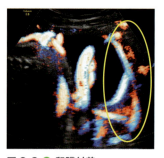

図 9-3 ● 卵膜付着

別々に走行する臍帯血管が見られる。

1．胎盤への付着部

　Lecture8 で胎盤の付着部位の観察を行いましたが、この Lecture では胎盤のどこへ臍帯が付着しているかを確認します。

　側方付着が最も多く、次いで中央、辺縁の順になります（図 9-1、9-2）。辺縁付着や、ごく稀に見られる臍帯血管が卵膜に付着する卵膜付着の場合、FGR となったり NRFS や子宮内胎児死亡を来したりする確率が高いとされてい

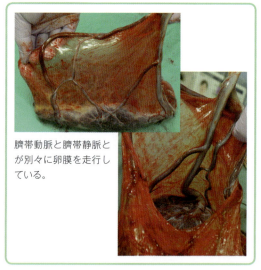

臍帯動脈と臍帯静脈とが別々に卵膜を走行している。

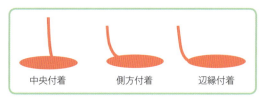

図 9-1 ● 臍帯付着部位

図 9-4 ● 実際の卵膜付着臍帯

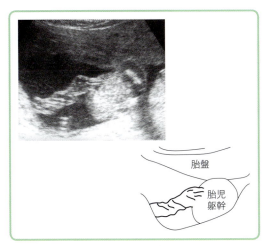

図9-5 ● 正常臍部（妊娠24週）

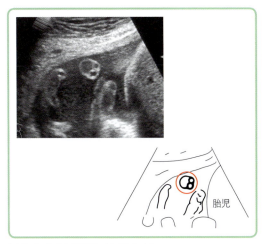

図9-6 ● 正常臍帯（血管3本）

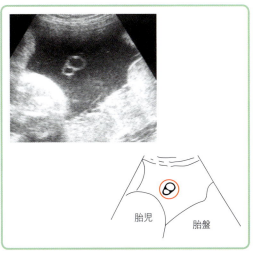

図9-7 ● 単一臍帯動脈（血管2本）

ます（図9-3、9-4）。

2. 胎児の臍部の確認（図9-5）

　胎盤付着部の反対側である胎児臍輪部も確認するようにしましょう。ごく稀に胎児の活発な運動などにより臍部で狭窄（過捻転）していたり、腸管などの腹部内臓が膜に覆われて脱出していたり（**Image2**、臍帯ヘルニア）、臍部の腹壁内側（腹腔内）に囊胞（尿膜管囊胞）が確認できる場合があります。

3. 臍帯断面像（図9-6、9-7）

　可能であれば、臍帯の断面像で臍帯血管の本数を確認しましょう。全出産の約1％で臍帯動脈が1本しか認められない単一臍帯動脈が見られます。胎児奇形（尿生殖器・心奇形）の合併やFGRと関係があると言われています。

4. 結節・臍帯巻絡

　さらに、可能な限り順を追って臍帯を確認してみましょう。すべての観察は難しいですが、たどっていくと臍帯が結び目を作っている真結節や巻絡を認めることがあります。中でも頸部巻絡は最も多く見られ、Bモード断層法では胎児頸部に一致した無エコー域として描出され、カラードプラ法では胎児頸部付近に臍帯の血流が確認できます（p.71参照）。

image 2

● 臍帯ヘルニア

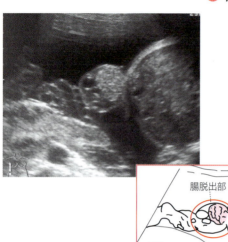

● **計測時期**
妊娠 32 週

● **見かたのポイント**
　胎児臍部を確認すると、臍帯の内部にやや高信号域の部分が認められます。腸管が臍帯内に脱出しているためで、この症例は直径 30mm 程度と軽症でしたが、ほかにも合併奇形（心奇形、FGR）を認め、13 トリソミーでした。

image 3

● 臍帯嚢胞

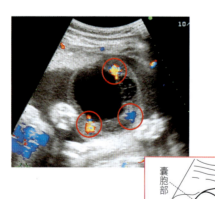

● **計測時期**
妊娠 34 週

● **見かたのポイント**
　画像は臍帯の断面像ですが、直径が 100mm 近くまで増大しています。内部は無エコー域の嚢胞部分がほとんどで、臍帯血管は嚢胞周囲に 3 本確認できます。この症例はこのような嚢胞部分が多発・増大し、妊娠 35 週で胎児心拍数陣痛図（cardiotocogram；CTG）に異常を認め、帝王切開となりましたが、胎児に合併奇形はありませんでした。

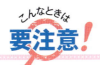

複数回の臍帯頸部巻絡
～三重→四重→五重！！～

　この症例は当院での通常の妊婦健診で診断されたもので、34週時三重、35週時四重、37週時五重と巻絡が増えていった例です。外来経過中にはCTG所見に異常を認めなかったために妊娠38週で経腟分娩を試みました。経過中に散発する変動一過性徐脈を認め、子宮口全開大後、児頭の下降を認めず分娩停止により帝王切開となりました。巻絡が1回（下画像）であれば問題になることは少ないですが、巻絡の回数に比例して新生児仮死（死亡）や分娩第2期の遷延・停止が起こると言われています。この症例のように複数回の巻絡が認められた場合、施設の規模によっては予定帝王切開による娩出の方が望ましいでしょう。

観察時期：妊娠38週

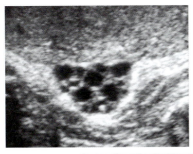

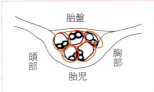

Bモード断層法
頸部の無エコー域をよく見ると、臍帯断面が5本確認できる。

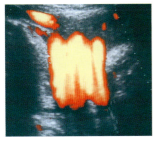

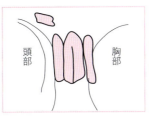

パワードプラ法で見た同じ胎児の頸部付近

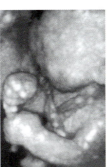

臍帯頸部巻絡1回

Lecture 9　臍帯の観察

● 臍帯下垂

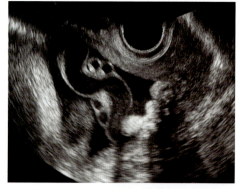

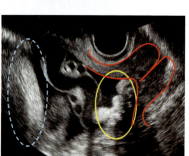

これは経腟超音波画像です。赤線は子宮頸管を表しています。胎児は骨盤位（足位）で、内子宮口上部に足の指（黄色枠内）が見えます。その上方に胎児大腿部（水色枠内）が、そしてその間に臍帯が走行しているのが見えます。この症例は36週で軽度の腹緊で受診し、内診上子宮口が2cm開大していたため緊急帝王切開を施行しました。骨盤位の場合は経腟超音波で先進部や臍帯下垂の有無を確認しましょう。

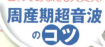

臍帯を見る時のポイント

　臍帯は胎児や胎盤に比べ小さく、細く、また長く目立たないので、つい見落としてしまいがちです。超音波診断装置によっては"tissue harmonic echo"が付いているものがあり、これを用いると幾分観察しやすいようですが、通常のBモード断層法でも観察は十分可能です。また臍帯を観察し始めると、意外にそれぞれの胎児の臍帯が個性的であることもわかるでしょう（断面がどこかの遊園地にいるねずみのキャラクターに見えることも……）。

　何か変化があった時、胎児や胎盤だけの問題ではなく、臍帯によるものではないかということも念頭に置いた観察が必要です。少なくともCTGに異常が認められた場合、陣痛発来以前に一度は巻絡の確認を行うことをお勧めします。臍帯で観察したい項目は意外に多く、経腟超音波を用いた臍帯下垂の観察や臍帯の血流計測による胎児のwell-beingの評価など重要なことがたくさんありますが、これらは今後のLectureとします。

Lecture 10 羊水の観察

image 1

● 羊水の観察

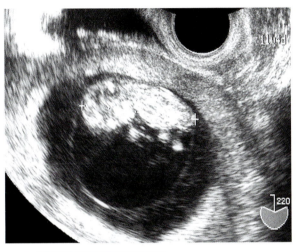

● 観察時期
妊娠 11 週（経腟超音波像）

● 見かたのポイント
　妊娠初期にはまだ羊膜と絨毛膜との間に間隙を認めます（胚外体腔、仮羊水）。羊膜の内側が羊水腔ですが、この頃の羊水の産生は卵膜、子宮壁を介する母体血漿との水分の移動によるものです。またこの時期から次第に胎児の膀胱も描出されるようになりますが、尿（羊水）産生は非常に少量で、羊水全体のごくわずかです。

羊水の観察法

妊娠中期以降になると羊水の産生は、胎児の肺胞液、鼻・口腔分泌液、羊膜・絨毛膜を介した水分流出などもありますが、大半は胎児の尿産生によるものになります。また、消費はほとんどが胎児の嚥下によると考えられています。羊水自体は常に産生・消費により入れ替わり循環しています。よって胎児の尿産生と嚥下のバランスが崩れた時、羊水過多・過少を見ることになります。正常の経過として羊水量は妊娠初期から妊娠 32 週頃まで増加し、そこから 39 週くらいまではほぼ一定で推移します。またそれ以降になると、次第に減少する傾向です。

羊水量の観察法として用いられる方法はいくつかありますが、ここでは AFI（amniotic fluid index）と羊水最大深度（maximum vertical pocket ; MVP）について説明します。

1. AFI

妊婦の腹壁表面を臍と破線を目安にして上下と左右の 4 つに分画（子宮を 4 分割）し、超音波プローブを母体矢状断面に平行に、床面に対して垂直に保ちながら（図 10-1 左）動かし、各

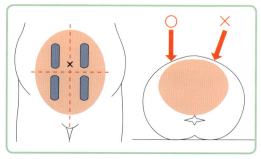

図 10-1 ● AFI の計測方法
左［4 分割の仕方］：まだ週数が早く小さい子宮では、上下の分画を臍にこだわる必要はありません。
右［プローブの当て方］：床面に対して垂直に！

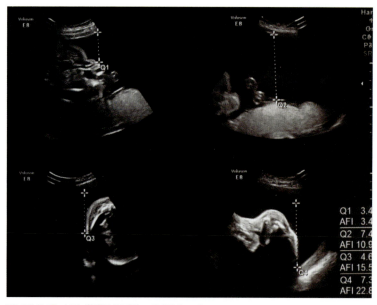

図 10-2 ● AFI（妊娠 25 週、AFI22cm）

分画ごとの最大の羊水深度を合計して cm で表現します（**図 10-2**）。この時、プローブは腹壁面に対し垂直ではなく、**図 10-1 右**のように床面に垂直となるように注意しましょう。正常範囲は 5〜24cm とされています。この方法は羊水量の半定量的な測定方法であり、羊水量の変化過程を捉えることができる指標として広く用いられています。

2. 羊水最大深度（MVP）

AFI 法とは異なり、腹壁に対して垂直にプローブを当て、最も羊水腔が広くなるような断面を描出し、羊水腔部分を計測します。正常値は 2〜8cm です。胎児の元気さを評価する際に羊水量の計測法として用いられます。簡便ですが、定量的な計測法ではないため、経時的な変化を正確に観察できない点が短所です。しかし、双胎や品胎などの多胎では、それぞれの児での羊水量を AFI 法では評価できません。特に、一絨毛膜性二羊膜双胎（MD 双胎）などでは双胎間輸血症候群の評価として羊水量は重要であり、そういった場合に MVP を計測します。単胎で経時的な変化を見ていく場合には AFI の方がより正確です（**図 10-3** の例では MVP6cm）。

子宮は通常、とても軟らかいということを意識して、AFI 計測時も MVP 計測時もプローブを腹壁に強く押し付けず、軽く触れる程度で測定することがポイントです。強く押し付けると羊水量が少なめに評価されてしまいます。

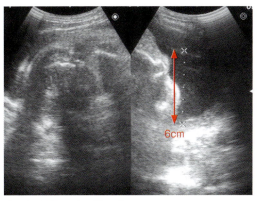

図 10-3 ● MVP（6cm）

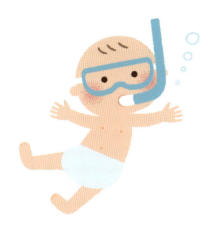

image 2

● 臍帯の確認

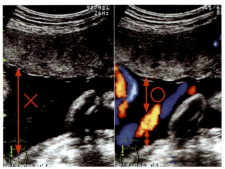
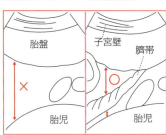

● 観察時期

妊娠 29 週

● 見かたのポイント

　AFI ならびに MVP の測定に際しては、胎児部分や臍帯を含まない部分での計測が望ましいとされています。左の超音波像は左右とも同じ部分ですが、左はそのまま右はカラードプラを用いたものです。一瞬羊水腔のように見える部分にも、実は臍帯があることがわかります。可能であればカラードプラ法を併用し、臍帯を同定しながら羊水量の計測を行いましょう。

image 3

● ないはずの膜が？

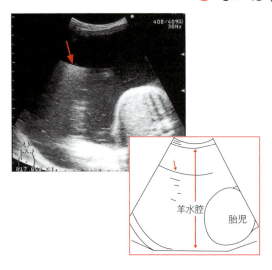

● 観察時期

妊娠 35 週

● 見かたのポイント

　この画像は羊水過多の羊水腔です。MVP は 14cm と著明に増大しています。そして羊水腔の中央（矢印）にないはずの膜のようなもの（？）が描出されているように見え、その上下で羊水の性状が違って見えます。少し違う部位で見ると、まったく描出されません。これは超音波の特性上からできた錯像で、時々見ることがあります。診断的意味はありません。

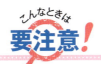

観察時期：妊娠20週

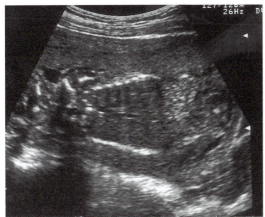

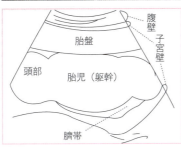

● **Potter 症候群**

　この症例は妊娠20週、羊水過少を主訴に紹介となりました。複数回の超音波検査でほとんど羊水腔を認めず、腎臓・膀胱ともに描出されないことから胎児はPotter症候群と診断されました。

　Potter症候群は妊娠初期には羊水腔を認めますが、胎児の尿産生が羊水産生の主体となる18週頃に入ると次第に羊水量の減少が見られ、最終的には羊水腔がほとんど見られなくなります。このような症例や前期破水など、何らかの理由で肺成熟期間の24週以前に極端な羊水過少となる場合、肺成熟が妨げられ肺低形成となります。また四肢の運動制限により変形・拘縮なども起こり、出生後は極めて不良な転帰をとります。

Lecture 10　羊水の観察

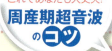

羊水を見る時のポイント

　羊水はもともと超音波では描出できない無エコー域です。超音波では周囲の子宮壁や胎児位置関係を踏まえた無エコー域を観察することになります。羊水は、胎児の運動領域の確保、胎児への外力の付加防止、胎児体温の恒常性の確保、陣痛圧を平均化して一部分への機械的圧迫の減退など、いろいろな役割があり、とても重要な働きを果たしています。よってその観察も大切なのです。また羊水は流動的で、胎児や胎盤の位置で見え方が少し変化します。できればなるべく条件をそろえた観察での比較が望まれます。羊水量の観察は妊婦健診ごとに行い、経時的な変化を見ていくことも望ましいです。通常でも減少傾向をたどる39週以降、特に40週を過ぎた場合や、それ以前でも羊水減少傾向を認める場合は1週間に二度以上の羊水量測定を行った方がよいでしょう。

　羊水過多・過少はさまざまな原因により起こり得ますが、スクリーニングの段階では明らかな羊水過多・過少を見つけ出すこと、羊水量が次第に増加・減少しているという経時的変化を捉えること、この2点がわかればよいと思います。そしてこのようなことがあれば、胎児心拍数モニタリングを十分に行い、胎児監視に努めるとともに、大きな病院で一度、精密検査を行ってもらうとよいでしょう。

notes

Lecture 11 性別の確認

image 1

● 10 カ月の外性器

● **観察時期**
妊娠 37 週

● **見かたのポイント**
上は男児、下は女児の画像です。上の画像では陰茎と陰嚢が、下の画像では外陰部（大陰唇）が確認できます。ここまではっきり確認できると明確に性別の診断が可能で、一緒に見ている妊婦も納得だと思います。

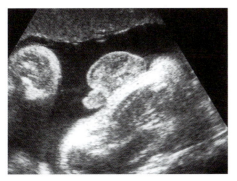
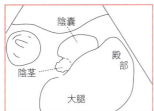
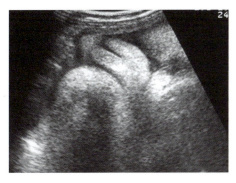
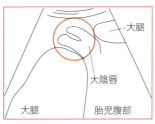

性別の確認法

超音波での胎児の性別診断は、1977年のStockerらの報告[8]が最初でした。その頃は現在よりまだ診断精度も悪かったようですが、以後の研究と超音波診断装置の進歩により格段に診断精度が向上してきています。現在では15週以降であれば診断は9割以上で可能であると言われています。

一般的に超音波上の性別診断は外性器の確認で行われています。そしてその時期は、妊娠25週前後が一番容易で間違いも少ないものと思われます。また、骨盤位より頭位の方が断然確認しやすいです。このLectureでは、診断方法について順番に説明します。

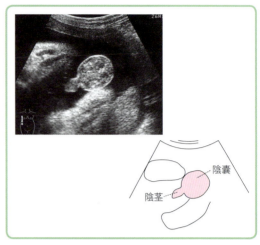

図11-1 ● 男児

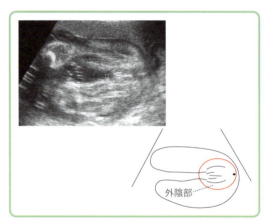

図11-2 ● 女児

性別の確認

❶まず、胎位・胎向を確認し、Lecture7で説明した方法でFLを描出します。その時、可能であれば両側の大腿骨を描出するようにします。

❷そして、そこからプローブを平行移動させ、骨盤底を観察します。男児であれば**図11-1**のように陰嚢・陰茎が、女児であれば線状エコー像（**図11-2**）、もしくは口唇状エコー像（**Image1**、下画像：モンローリップ像）が確認できます。確認しにくい場合はプローブを同部位に当てたまま少し傾けるようにしてみましょう。

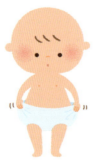

❸男児か女児かおおよそわかったら、確認のためプローブをその場で90度回転させて前額断面でも観察しましょう（男児の場合、陰茎の断面が確認できます）。

❹両大腿が閉じていて確認しにくい場合は、坐骨と外性器の先端を結ぶ三角形の形で判定する方法もあります。鋭角の二等辺三角形であれば男児（**図11-3**）、ほぼ正三角形であれば女児であると言われています。

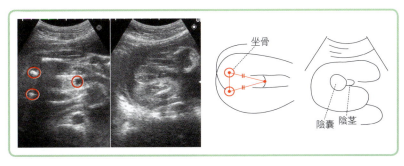

図 11-3
三角形の形での性別判定法
左：坐骨を通る骨盤底断面
右：左図断面より少し傾けた断面

image 2

● 妊娠早期の性別の観察

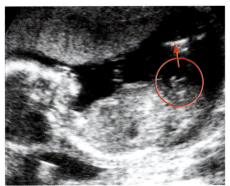

男児
矢状断面

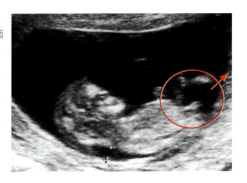

女児
矢状断面

● **観察時期**
　上：妊娠15週
　下：妊娠14週

● **見かたのポイント**
　上が男児、下が女児です。一見どちらにも陰茎があるように見え男児のように思えますが、矢印のようにその向きが異なっています。一般に男児の陰茎は骨盤底面の延長方向か臍帯起始部に向かって突出し、女児は下向きに陰核が突出するとされています。下の画像では下向きの突出であり女児と診断し、妊娠中期の確認でも女児でした。
　これは、あくまで早期の診断が必要な場合の参考です。妊婦に対して断言するような言い方は避けましょう。

Lecture 11 性別の確認

image 3

● おしっこシーン

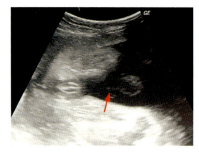
女児

● **見かたのポイント**

タイミングが良い？と胎児が排尿しているシーンを見ることができます。羊水中にやや高輝度に流れる尿線を確認できます。これを見ることができたら、性別の確定診断にはとても有利ですね。男児の場合、陰茎の先端より排尿を認めれば尿道下裂も否定されます。

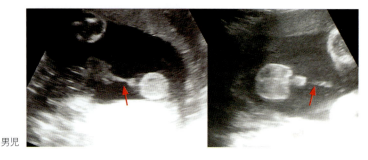
男児

image 4

● 3D 超音波での性別確認

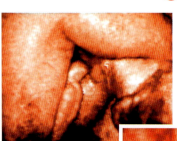
男児

女児

● **計測時期**

左：妊娠 33 週
右：妊娠 29 週

● **見かたのポイント**

左が男児、右が女児の 3D 超音波像です。広く普及してきている 3D 超音波では、このように誰でも説明なしで明らかに性別を診断できるような画像が得られます。しかし、2 次元像に比べると作像が難しく、撮影条件も厳しいのが難点です。

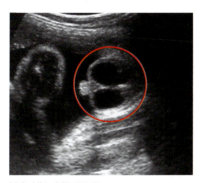

観察時期：妊娠 27 週

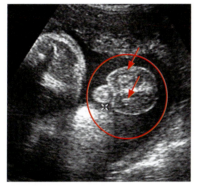

観察時期：妊娠 32 週

● **停留精巣（停留睾丸）**

　下の画像では陰嚢内の矢印の部分に高輝度エコー像として精巣が 2 つ確認できます。しかし、上の画像では確認できません。

　陰茎・陰嚢は妊娠初期に形成されますが、その時点ではまだ精巣は陰嚢内にはありません。発生学的に精巣は躯幹内で形成されます。そして個人差はありますが、妊娠 7〜9 カ月頃までに時間をかけて下降してきます。下降のタイミングは左右で異なることもあります。妊娠 10 カ月になり上の画像のようであれば、停留精巣で出生してくる可能性があります。しかし、停留精巣は出生後に触診にて容易に診断が可能です。ごく稀に尿路系などの合併奇形を伴うとの報告もありますが、ほかに明らかな異常がなければ経過観察のみでよいと考えます（上画像では陰嚢水腫も認めますが、正常児でした）。

Lecture 11 性別の確認

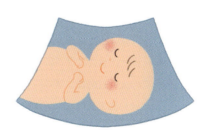

観察時期：妊娠35週

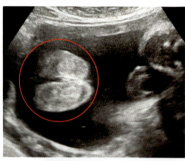

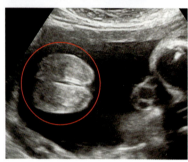

● 尿道下裂

　性別を見ようとすると、陰嚢のような形の中に精巣を2つ認めるように見えましたが、陰茎は小さく、やや足側を向いています（陰核？）。「男児かな？」と思っていたら、陰嚢の真ん中に裂け目を認め、しばらく見ているとここから排尿を認めました。「女の子??」

　この赤ちゃんは出生後の検査で尿道下裂を来した男児と診断されました。外性器の形状で性別がはっきりしない場合、半陰陽の可能性も考えられます。出生届提出までに正確な性別決定が必要ですので、もし胎児診断されれば大きな病院での分娩が望ましいと思われます。

これであなたも大丈夫！ 周産期超音波 のコツ

性別の告知～告知は慎重に！～

　性別の確認はたいてい両親の興味によって行うことが多いと思われますが、臨床的な診断価値もあります。性別によって発症率が異なる疾患を持っている可能性がある場合や、双胎の膜性診断に利用したりもします。

　性別は両親にとって最も関心の高いことの一つであることは間違いないところです。超音波診断の進歩により、妊娠4カ月にはおおよその性別は確認可能となってきています。しかし、その診断精度はまだ100％ではないことも事実です。もしはっきりと確認できたとしても、それがまだ妊娠22週未満だった場合、告知したことによって招かざる結果を引き起こす可能性があることを忘れてはいけません。胎児の性別診断は児に対する愛着・絆の強化につながると考えられます。また、その逆の場合もあります。告知は十分注意して行う必要があります。また、すべての人が知りたいわけでもありません。両親の知る権利、知らない権利に配慮して、十分なインフォームドコンセントを得た上での説明を心がけましょう。

Lecture 12 手掌・足底の観察

image 1

● 手掌・足底の観察

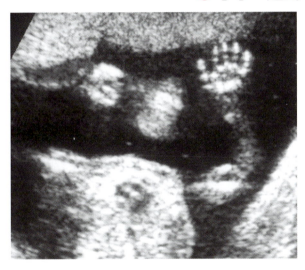

● 観察時期
　妊娠 17 週

● 見かたのポイント
　上の画像は胎児を正面から見ているものです。5本の指がはっきりと観察できます。また下の画像は同じ週数での足底の画像です。妊娠中期頃まで、手のひらが開いていることは比較的多く、手の形として描出しやすいです。妊婦にとって手掌・足底は部分的に見て一番理解しやすいところなので、描出すると喜ばれる部位の一つです。

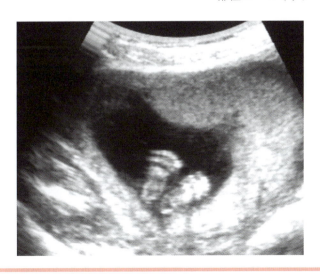

手掌・足底の観察法

　四肢の中で、手掌（手のひら）および足底（足の裏）は通常の妊婦健診の超音波検査ではあまり観察されることがない部位です。しかし、形としてわかりやすく、妊婦や一緒に見ている家族がぱっと見て理解できるため、描出して説明すると大変喜ばれる部位の一つです。

1. 手掌の描出法

　足底と比べると、描出するのに少し訓練が必要だと思います。手掌の描出に一定の方法はありません。その上、胎児が成長し成熟していくにつれ、元気な胎児は手を握っていたり腕を動かしていたりすることが多くなり、画像として捉えることが難しくなっていきます。そして成長とともに、手を開いていても、力が入っていない時は解剖学的に指が内側に湾曲している形となるため、5本の指を一つの断面の同一平面上で観察することがより難しくなってきます。図 12-1 の一番左の画像のように、開いている時の像は中期までの方が観察しやすいでしょう。

反対に、妊娠後期には拳の握り方の観察が行いやすくなってきます。握り方の異常を観察することで、染色体異常を含めた胎児異常が見つかることもあります。左右の握り方に違いがある場合もあり、可能であれば左右両側の観察を行いましょう。また握り方は3D超音波を用いる（**Image3**）と比較的簡単に観察が可能です。

2. 足底の描出法

　足底は手掌に比べると形態の変化が少なく、動きも少ないため、慣れてしまえば描出は簡単です。FLの計測や性別の観察を行った断面より徐々に下肢を下方へ観察していき、足底を見つけます。足の指は基本的には同一平面上に並んで観察できます。たまにぎゅーっと力を入れて指を曲げている場合もあります。また、膝を曲げているか伸ばしているかで、足底の位置がだいぶ違います。手掌と同じく、できれば左右両側を観察するようにしてください。

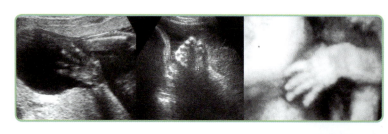

図 12-1 ● 手掌

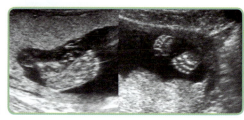

図 12-2 ● 足底

image 2

● サンダル・ギャップ

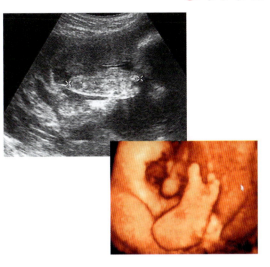

● **観察時期**
　妊娠 33 週

● **見かたのポイント**

　上の画像を前頁の足底の画像と比べてください。下の画像は同じ症例の 3D 画像です。上の画像の第 1 指と第 2 指との間が離れているのがわかると思います。これは「サンダル・ギャップ（sandal gap）」と言われ、21 トリソミーの児に特徴的に見られる像です。このほか、第 1 指を挙上している像も 21 トリソミーを疑う所見の一つです。

image 3

● 3D 超音波での握り方の確認

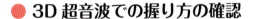
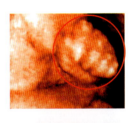
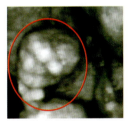
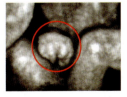

● **観察時期**
　妊娠 8～10 カ月

● **見かたのポイント**

　手の握り方の観察は一つの平面では困難なことが多く、すべての指を観察するには少しずつプローブを動かしながら行うことになります。その点、3D 超音波では握り方を理解しやすい像が容易に得られます。左上は正常の握り方の画像です。右の画像は第 2 指が第 3 指の上に、第 5 指が第 4 指の上にかぶる格好で握っています。左下の画像は第 2 指が第 3 指の上に、第 4 指が第 5 指の上にかぶり、全体的に指が中央に集まるような握り方をしているのがわかります。これらは「オーバーラッピング・フィンガー（over lapping finger）」や「げんこつこぶし（clenched fist）」と呼ばれ、直接的には指の骨の配列異常などで起こってくるものですが、染色体異常児に見られる場合が多いようです。

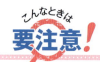

● 内反足

上の画像の足底を見てください。足底自体が第1指側にゆがんでいることがわかると思います。これは先天性内反足の胎児で、脛骨・腓骨と同一断面で足底が観察できるかどうかで診断します。この画像でも、同一断面で観察できるのがわかります。

内反足の頻度は出生1,000に対しておおよそ1とされています。片側の場合も両側の場合もあります。以前はその中で出生前診断されるのは0.5％ほどと言われていましたが、近年は出生前診断されることが増加してきているようです。内反足のほとんどは孤発性および特発性で、出生後の長期予後としては、治療により良好な結果が得られています。しかし、単一の奇形でなく、他の合併奇形が認められる場合は高次

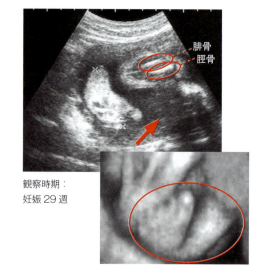

観察時期：
妊娠29週

の分娩施設での出生が望まれるため、出生前に専門医がいる施設へ一度紹介するのがよいでしょう。

下の画像は同じ胎児の3D画像です。よりはっきりと内反足であることがわかります。

母性の確立のための超音波検査

このLectureでは「手」と「足」を観察しました。手足を医学的に観察する頻度はさほど多くありません。四肢以外に形態的な異常が認められる場合には積極的に観察し、異常の発見の補助診断のように用いるという程度ではないでしょうか？

超音波を見ていて、頭部を観察している時にたまたま手が描出され、「こっちに手を振っている」とか「指しゃぶりをしている！」と不意に盛り上がることがあります。「手」や「足」は一緒に見ている母親などが形として一番認識しやすいものの一つであり、私は時間に余裕がある時には妊婦と一緒に「手」「足」の観察を行うようにしています。それは「母性の確立のための超音波検査」という意味で行っていて、個人的には少し効果があるのではと考えています。

Lecture 13 「かお」の観察

image 1

● 顔全体の観察

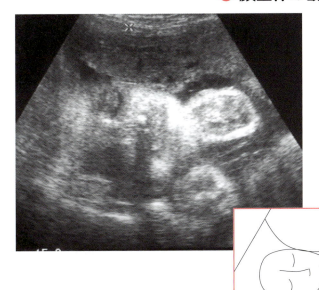

● 計測時期
妊娠 35 週

● 見かたのポイント

次ページ「顔面全体の観察」の**図13-1**のようにプローブを当てると、左のように、一見すると胎児が寝ているような画像が得られます。妊婦に差し上げると喜ばれる写真の一つです（目を閉じているように見えますが、実際は眼窩の下縁を描出しています）。

「かお」（顔面）の観察法

顔面の観察は、医学的には顔面裂や口唇・口蓋裂の確認のために行います。また、妊婦とのコミュニケーションの手段として超音波を使用する場合によく描出する部位です。顔面の描出方法の一例を示します。

（私たちアジア系でも）顔面はなだらかな凸面となっているため、実際は顔面全体をうまくうつすことは困難です。大別すると、2つの角度で一通り観察できます。

1. 顔面全体の観察

図 13-1 のように眼裂と口元を通る断面にプローブを当てます。すると、**Image1** や図 13-2 のような画像が得られます。この断面では顔全体が描出され、目の開閉や眼球運動、口の動きなどが顔全体の動きとして観察できます。鼻は根部が断面として描出されることになります。実際の眼裂は図 13-2 のシェーマで示した部分ですが、眼窩の下縁がいかにも「目をつぶって寝ている」ように見えます。そのため妊婦や家族には比較的わかりやすい画像となります。

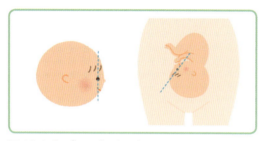

図 13-1 ● プローブの当て方

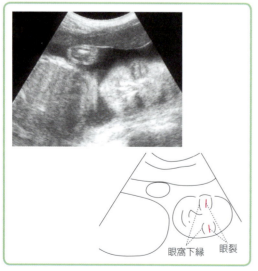

図 13-2 ● 顔全体の観察断面

2. 鼻〜口元の観察

顔全体を観察する断面から図 13-3 のようにプローブの角度を変えてみましょう。鼻先から口元の外表が図 13-4 の画像のように描出されます。この断面は、口唇裂や呼吸様運動に伴う羊水の流れを確認するのに優れています。しかし、描出が部分的（パーツ）であるため、少し説明を加えないと、妊婦や家族には理解できない画像となってしまいます。

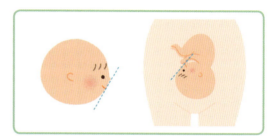

図 13-3 ● プローブの当て方

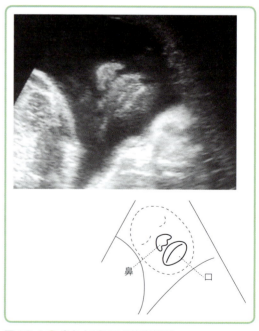

図 13-4 ● 鼻および口元の観察断面

image 2

● 羊水中で目を開けている！

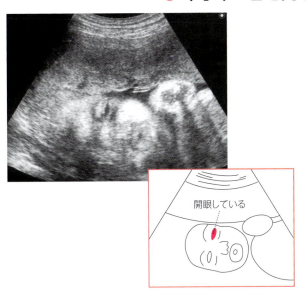

● 計測時期
妊娠 29 週

● 見かたのポイント
　一見して、目を開けているのがわかります。妊娠中期（23〜25週頃）に眼裂が完成すると、開眼やまばたきを行うことが可能になります。しばらく観察していると開眼が見られ、プローブをわずかに動かすと、きょろきょろと眼球運動（水晶体が動く）を行っているのが観察できました（もちろん何も見えていないと思いますが……）。

image 3

● 呼吸様運動の観察

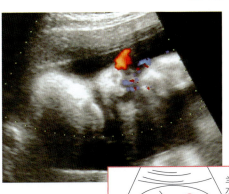

● 計測時期
妊娠 34 週

● 見かたのポイント
　胎児の元気さを評価するbiophysical profile score（BPS）の中の呼吸様運動は、通常横隔膜の断面を描出し、それが上下することで確認します。カラードプラ法を用いることで、顔面の観察断面において同じように呼吸様運動を確認できます。カラードプラ法で顔面を描出し、鼻腔や口腔周囲の少しゆっくりした羊水の流速を検知できるようにすると、鼻・口から流出・流入する羊水を観察できます。

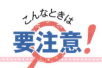

● 口唇裂～cleft lip～

上の画像は妊娠 33 週の口唇裂の胎児です。口唇裂は胎生早期に生じる顔面の先天異常で、比較的多く見られます。日本人ではおおよそ 500 人に 1 人に見られ、性差は 2 対 1 で男児に多く発症すると言われています。妊娠 16～20 週の時点で 95～97％の口唇裂が確認可能と言われています。診断の際、人中が深い場合は、正中の口唇裂との鑑別が難しいことがあります。ポイントは口の開閉を観察すると、口唇裂であれば口輪筋の働きで裂が左右に引っ張られ少し広く見えるため、診断が比較的容易になります。

口唇裂は他の合併奇形を伴うことがあります。口唇裂のみでは染色体異常の可能性は低いと言われていますが、合併奇形を伴う場合、染色体異常の可能性も考慮しなければいけません。合併奇形を有する場合は、専門医のいる高次医療機関での分娩が望ましいでしょう。

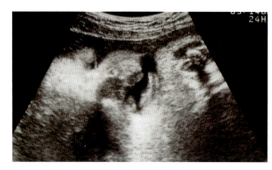

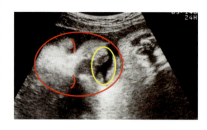

観察時期：妊娠 33 週（2D 画像）
赤線：眼裂　黄色点線：口唇

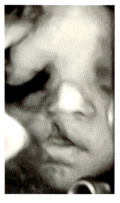

観察時期：妊娠 35 週
口唇裂（3D 画像）

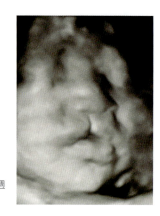

観察時期：妊娠 34 週
口唇裂（3D 画像）

これであなたも大丈夫！周産期超音波のコツ

胎児が見せるさまざまな表情

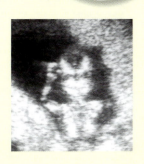

「赤ちゃんのどこが見たいですか？」。妊婦やその家族にこう質問すると、必ずといっていいほど返ってくるのが「かおが見たい」という答えです。顔面は通常、医学的にはあまり観察しない部分の一つですが、Lecture12「手掌・足底の観察」のように、ぱっと見て誰にでも比較的容易に「手だ！」「足だ！」「かおだ！」とわかりやすく、母性の確立という面での超音波の利用としては必須と思われる部位です。さらに、プローブを静止して見ていると、胎児はいろいろな表情を見せてくれます。あくびをしている様子、指しゃぶりをする様子、目を開けてあたかも何かを探しているような様子……。これらを説明してあげると、とても喜び、画面に向かって話しかける方もいます。ぜひ習得し、実践してはいかがでしょうか？

notes

赤ちゃんの顔写真集

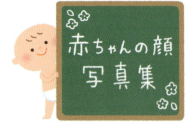
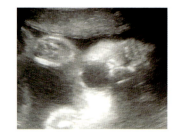
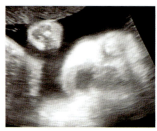

あくび（2D）

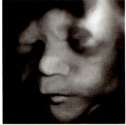
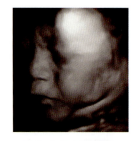
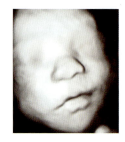
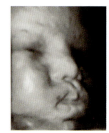

ねんねの最中（3D）　　　おこってる!?

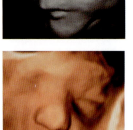
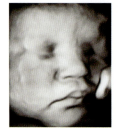
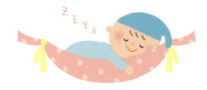

笑ってる。いい夢見てるのかな？

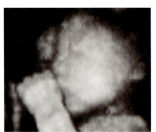
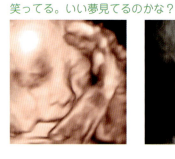
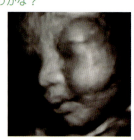

指しゃぶり

外国の人の赤ちゃんは、お腹の中でも彫りが深いんだね！（ブラジル人）

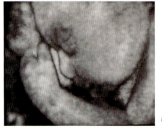
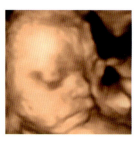

悩んでる???

Lecture 14 元気さを評価する (BPS)

image 1

● 呼吸様運動

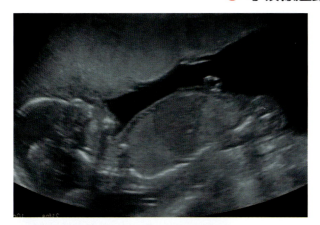

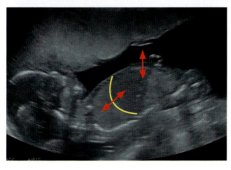

黄色の線が横隔膜

● 観察時期
妊娠 17 週

● 見かたのポイント
　これは胎児の矢状断面です。呼吸様運動は、この断面もしくは前額断面で横隔膜を描出し、リズミカルな上下運動を確認します。この時期より呼吸様運動は確認できるようになりますが、まだまだ 30 秒は持続しません。それに加え矢状断面では、横隔膜の運動と一致した腹壁の上下運動が確認できます。これが 30 秒間持続して観察できれば BPS で 2 点をつけます。もし、この断面が描出できない胎位であれば、前額断面でも横隔膜の上下運動は見ることができます。

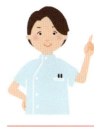

この断面で胎児呼吸様運動を確認しよう！

95

元気さの評価

　胎児の well-being の評価法として、超音波検査を用いて評価する biophysical profile score（BPS）があります。BPS は 1980 年に Manning[8] らが発表したスコアリングで、4 つの超音波所見と CTG 所見を組み合わせ、5 項目より評価します。BPS は、non-stress test（NST）以外はほとんど胎児未熟性の影響を受けないため、早い週数からの胎児評価が可能です。

　以下の条件を満たせば各 2 点で、合計 10 点満点となります。

1. NST

　reactive pattern（15 秒以上 15bpm 以上続く一過性頻脈が 20 分間に 2 回以上見られる）である。

2. 胎児呼吸様運動（fetal breathing movement；FBM）

　30 分間の観察で、30 秒以上持続するリズミカルな横隔膜の上下運動と、それに伴う腹壁の上下運動を確認できる（**Image1**）。

3. 胎動（FM；fetal movement）

　30 分間の観察で、3 回以上の不連続な躯幹（四肢）の運動を認める（例：背筋を伸ばすような動作、からだをねじるような動作、頭をぐるぐる回す動作など）。

4. 筋緊張（fetal tonus；FT）

　手足・手掌を曲げた状態（握った状態）から伸ばした状態にし、また元の曲げた状態に戻る（**Image2**）。このような動作が 30 分間の観察中に少なくとも 1 回は観察できる。

5. 羊水量

　羊水最大深度（MVP）が 2cm 以上である。直交する 2 直線で計測して、それぞれが 2cm 以上となっている（**Image3**）。

　Manning らは、BPS が 8 点以上で正常羊水量であれば胎児状態は良好であり、4 点以下では急速遂娩を考慮し、6 点の場合は「判定不能」に相当するとしています[8]。6 点の場合は 24 時間以内に再検が必要であるとされ、管理を厳重に行うことによって、分娩時期の決定の遅れがないように注意しなくてはいけません。

　これらのパラメーターは、低酸素症が進行していくと胎児器官形成の順番と逆の順番で消失していくと言われ、一過性頻脈（妊娠 28 週頃出現）→胎児呼吸様運動（妊娠 20 週頃出現）→胎動（妊娠 9 週頃出現）→筋緊張（妊娠 7～8 週頃出現）の順番で消失します。また、呼吸様運動の消失は胎児酸血症（アシドーシス）の指標になると言われています。

image 2

● 筋緊張（FT）

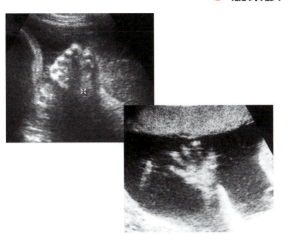

● 観察時期
妊娠30週

● 見かたのポイント

　これは見てのとおりです。手掌は通常軽く握られている状態（上画像）となっています。この状態から下の画像のように伸展した状態となり、再び握った状態となると、これでFTは2点です。このほか、手足の伸展している状態から屈曲位に戻るのも筋緊張2点です。

image 3

● 羊水量

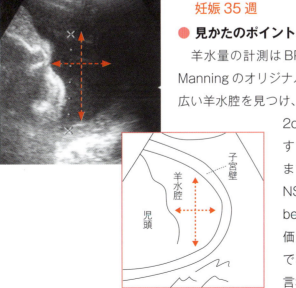

● 計測時期
妊娠35週

● 見かたのポイント

　羊水量の計測はBPSの中ではとても大切です。羊水量は、Manningのオリジナルのものでは左の画像のように全体で一番広い羊水腔を見つけ、2本の直交する直線を計測し、どちらも2cm以上であれば2点ということになります（AFIを用いて5以上という評価法もあります）。また、時間のない時はこの羊水量とNSTの2項目が問題なければ胎児はwell-beingであるというmodified BPSという評価法[9]があります。これを週2回行うことで、5項目のBPSと同等の信頼度があると言われています。

こんなときは要注意!

● しゃっくり様運動

たまに妊婦が、「赤ちゃんが何か定期的に痙攣したような動きをしている」と言うことがあります。これは胎児のしゃっくり様運動で、呼吸中枢と関連があり、妊娠中期から認められ、おおよそ32週くらいにピークとなります。1分間に30回前後の動きで、超音波上は呼吸様運動と同じように横隔膜の上下運動として確認され、そのほかに頭部・躯幹の「ビクッ」とするような小さな早い運動も伴います。これは特に病的な意味はなく、成長の過程の中で生理的に起こってくるもので心配はいりませんが、呼吸様運動とは異なる運動として区別して捉えなければなりません。時期的にも同時期に出現してくるため、注意が必要です。当然ですが、しゃっくりをしている時に胎児の顔を見ると、しゃっくりをしている顔になっているので面白いですよ。

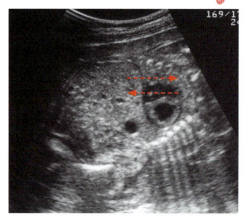

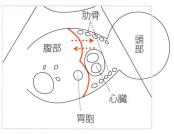

観察時期：妊娠32週
前額断面

これであなたも大丈夫! 周産期超音波のコツ

胎児の well-being 評価法

　現在、胎児の well-being 評価として最も広く用いられているのは NST ですが、この検査で non-reactive pattern となっても約90％が false positive であると言われています。そのため、non-reactive pattern であった場合、胎児が本当に元気なのかを評価するため、contraction stress test（CST）や BPS で確認することになります。CST は BPS に比べ、やや侵襲が強く、禁忌症例があるため、通常は BPS を用います。しかし、BPS は結果が主観的であるため、少し慣れないと難しい検査です。また胎児が sleep cycle の場合、長時間を要してしまうことがあります。私は、sleep cycle の時は NST 時と同様に胎児振動音刺激試験（VAST）を行ってみることがあります（胎児には申し訳ないのですが……）。　BPS は信頼度の高い検査です。がんばって、ぜひ習得してください。

Lecture 15

分娩進行中の超音波の利用法

image 1

● 回旋の確認（第1・第2）

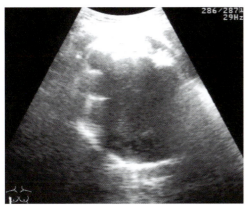

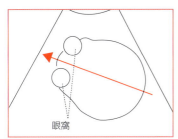
眼窩

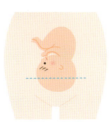
水色の線はプローブの位置

● **計測時期**
分娩第1期～第2期

● **見かたのポイント**

分娩第2期が遷延し、回旋異常が疑われるものの、産瘤のため内診でも所見が明確に得られない場合、超音波検査が診断の補助になることがあります。この症例の場合、第2期が遷延しており、超音波検査で恥骨上にプローブを当て観察すると、少し見づらいですが、眼窩は画面左上方にあり、低在横定位と思われました（この症例は内診所見も明確で、同様の所見でした）。

回旋異常が疑われたら、超音波でチェック！

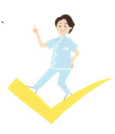

分娩中の児の観察法

分娩進行時に超音波検査で何ができるかをお話しします。

分娩進行中は基本的には内診で分娩進行を観察し、CTGで陣痛と胎児監視を行います。児頭骨盤不均衡（cephalopelvic disproportion；CPD）のように、ある程度の診断基準が確立している場合には産道通過障害の予測は比較的容易ですが、分娩進行中に起こってくるトラブルに関しては分娩前の判断が困難であることも多く、そういう分娩中に突然起こる問題は、その場で考察し、診断・判断していかなければいけません。このような場合には、個々の症例ごとに、経験的な根拠から判断せざるを得ません。

そこで、分娩進行に異常を認めた場合や、CTG所見に異常を認めた場合、超音波検査を行うことで診断の補助となることがあります。分娩中の超音波検査としては次のようなものが考えられます。

1. 児頭の回旋を見る

BPDの計測断面から躯幹方向へ平行に少しプローブを移動させると、眼窩を通る断面が現れます（**Image1**）。第1回旋はその時のプローブの傾き（位置）で判断できます。第1頭位で第1回旋が正常（屈位）であればプローブの向きは**Image1**のようになりますが、反屈位であれば逆に傾きます。また、眼窩の向きが矢状縫合の向きと一致します。基本的にはこの断面で第2回旋を判断します。**図15-1**のように分娩第2期に眼窩が画面の上を向いて描出されていれば第2回旋で後方後頭位となり、第2回旋異常になっているということになります。

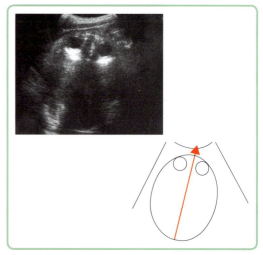

図15-1 ● 後方後頭位

2. 児頭の下降度を見る

今度は**Image2**のシェーマのように、母体の正中線上で端が恥骨にかかるくらいのところにプローブを垂直に当て、観察します。恥骨・膀胱の位置と比較し、児頭の下降を確認します。分娩進行中にもかかわらず児頭が恥骨よりかなり高い位置にあれば、Seitz法陽性のように児頭が嵌入していないCPDが考えられます。

3. 臍帯巻絡の確認

Lecture9「臍帯の観察」で述べた方法で臍帯巻絡を確認します。胎児の頭部にきつく巻絡しているとCTGで変動一過性徐脈が現れる原因になります。複数回巻絡していると児頭下降の妨げになる場合があります。また、CTG異常が出現した時には臍帯がどのように走行しているかが確認できると有力な情報となります。

4. 羊水量の確認

分娩時にすでに破水している場合などには羊

水量の観察も行います。羊水量の減少は臍帯の走行位置によっては変動一過性徐脈の原因の一つとなります。羊水量の観察はAFIなどで行い、一過性徐脈が重度の場合、人工羊水の注入などを行うと改善することがあります。

5. 胎盤の観察

血性羊水流出や過強陣痛を認めたりする場合、胎盤の観察を行います。胎盤の厚みや胎盤下血腫の有無を確認し、常位胎盤早期剥離などの除外診断を行います。

6. 血流の計測（臍帯動脈、中大脳動脈、子宮動脈など）

CTG所見でNRFSと考えられる場合などには、臍帯動脈、中大脳動脈などの血流計測を行い診断の補助とすることがあります。また、常位胎盤早期剥離などを疑った場合、子宮動脈の血流計測を行う場合があります（計測方法はLecture22で説明します）。

image 2

● 下降度の確認

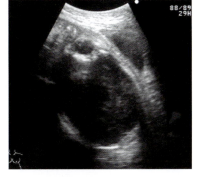

● **計測時期**
児頭下降が不良な時

● **見かたのポイント**
この画像は分娩第2期のもうすぐ分娩台に移動するという時のものです。まだ第2回旋は終了していませんが、順調に児頭が下降しているのがわかります。

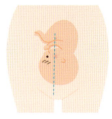
水色の線はプローブの位置

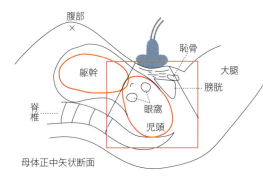
母体正中矢状断面

image 3

● 破水時の超音波検査

● **計測時期**

破水時、変動一過性徐脈出現時

● **見かたのポイント**

分娩進行中に破水した場合、持続的に羊水の流出を認める時があります。このような時、次第に変動一過性徐脈が出現してくる場合があります。羊水量や臍帯の位置を確認してみましょう。この症例では羊水腔がほとんどなく、臍帯圧迫によると思われる変動一過性徐脈が頻発したため人工羊水の注入を行い、一過性徐脈は消失しました。

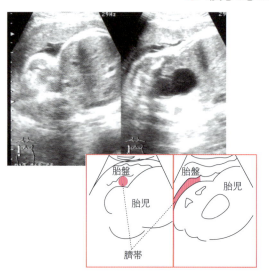

これはびっくり！

● **ケーススタディ：額位**

陣痛発来後、子宮口 8cm 開大から分娩進行がなく、前医より紹介となった妊婦です。先進部は頭ですが、長い時間経過しているためか、内診をして先進部や回旋を確認しようとしましたが、ぼこぼことしていて判断できません。そこで経腟超音波を行ったところ……下の画像が映し出されてびっくり！

苦しそうな赤ちゃんの顔が映し出されました！この赤ちゃんは顔位に近い額位だったのです。経腟超音波で胎児の顔をはっきりと見たのは、この時が初めてでした。この後、回旋異常、分娩停止のために帝王切開となりましたが、赤ちゃんは元気でした（かわいい顔をしていましたよ）。

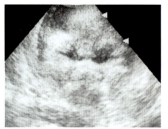
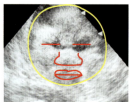

観察時期：妊娠 40 週

こんなときは要注意！

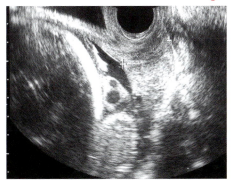

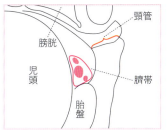

● 臍帯下垂

これは妊娠 37 週の妊婦健診時の経腟超音波像です。子宮口はまだ閉鎖していました。それまで胎盤が低い位置にあり注意していた妊婦でしたが、37 週時に画像のように児頭より先進している臍帯を認めました。CTG 所見では軽い腹緊を認めましたが、徐脈はなく、reactive pattern でした。この症例はこの時点で臍帯下垂と診断し、選択的に帝王切開術を施行しました。

このように、頭位であっても臍帯が先進してくる場合が稀にあるため、分娩直前の陣痛発来前に一度、経腟超音波を行うことをお勧めします（もちろん Lecture9 でも述べたように、骨盤位の時はもっと注意しましょう）。

これであなたも大丈夫! 周産期超音波のコツ

分娩進行中の超音波検査のポイント

この Lecture では分娩進行中の超音波の活用法についてお話ししました。分娩進行中は基本的には、内診と CTG による胎児監視が中心になってくると考えます。しかし、それだけでは悩んでしまう時、不安な時のもう一つの判断材料として超音波検査を活用すると参考になるのでは、と私は考えています。最近は経会陰超音波といって、会陰部へ経腹用のプローブを当てて分娩中に回旋を見るという試みも行われています。近い将来、内診の代わりになっていくかもしれません。

分娩中は分娩前に見ていた胎児と少し違う形態をとります。胎児は柔軟で応形機能があり、産道を通ってくるために胎児自身が形を変えます。例えば、児頭は骨重積を行って少し径を小さくします。そのため、少し「ひしゃげた」形として描出されます。

また、児頭が出口部に下降してくると、児頭は恥骨の下にもぐりこんでしまい、羊水腔もなく、超音波では描出しづらくなります。そのため、慣れるまでは症例を重ねる必要があります。まずは正常例をたくさん観察してみましょう！

Lecture 16 異常編
中枢神経系の異常

image 1

● 水頭症

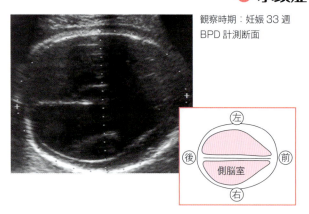

観察時期：妊娠33週
BPD計測断面

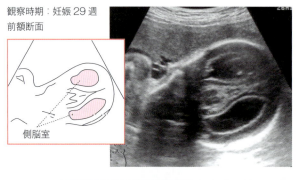

観察時期：妊娠29週
前額断面

● 見かたのポイント

　左上の画像では、左右対称な側脳室拡大を著明に認めます。水頭症の超音波像です。水頭症とは、髄液の産生・循環・吸収のいずれかの障害により過剰な髄液が頭蓋内に貯留し、脳室が拡大した状態をいいます。中央の画像は大脳皮質が残っていますが、左上の画像ではほとんど脳室だけとなっています。この症例は急激な側脳室と頭囲の拡大を認め、妊娠34週で帝王切開となりました。通常、髄液は脈絡叢で生成され、側脳室→第3脳室→第4脳室へと流れ、クモ膜下腔へと流れ出て、上矢状動脈洞で吸収されます。第3脳室と第4脳室の間の中脳水道の閉塞による水頭症でした。

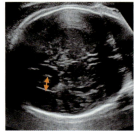

観察時期：妊娠36週
正常脳室（後角）

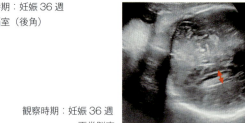

観察時期：妊娠36週
正常脳室

104

中枢神経系のスクリーニング

このLectureでは中枢神経系の異常についてお話しします。頭部の異常は多岐にわたります。大きく分類すると、①頭蓋の異常（無脳症、無頭蓋症、羊膜索症候群など）、②頭蓋の外の異常（リンパ管腫、脳ヘルニア、髄膜瘤など）、③頭蓋内の異常（水頭症、脈絡膜嚢胞、頭蓋内腫瘍、頭蓋内出血など）の３つに分けられます（①に関しては、Lecture4「妊娠初期の異常」で述べました）。これらのひとつひとつの病態を覚えるのは大変です。超音波による中枢神経系異常の診断手順を**図 16-1**[10, 11]に示します。

また、スクリーニングとして、以下の３点を観察することで中枢神経系の異常の95％が診断可能と言われているFillyらの方法[12]を説明します。

1. 側脳室のatrium（三角部）幅

これはBPDの計測断面で簡単に計測できます。側脳室後方の断面を見つけて、そこの内側中枢神経系の異常の径を計測します。通常は10mm以下です。11mm以上が異常となります（**図 16-2**の赤矢印で挟まれた部位）。

2. 透明中隔腔

これもBPD計測断面での評価になります。**図 16-2**の黄色矢印の部位が透明中隔腔です。通常、これが確認できますが、確認できない場合が異常で、脳梁欠損などが疑われます。

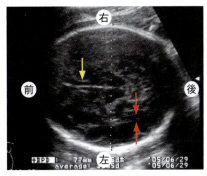

図 16-2 ● 透明中隔腔側脳室の計測断面

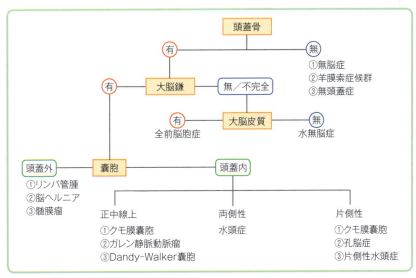

図 16-1 ● 超音波による中枢神経系異常の診断手順（文献 10、11 より引用）

3. 大槽の幅

この項目は BPD 計測断面よりやや下方の小脳観察断面（Lecture5「大横径（BPD）の計測法」参照）にて計測します。図 16-3 の小脳後面の矢印の幅が大槽です。通常は 2〜11mm なので、12mm 以上が異常値となります。大槽が拡大している場合、小脳の低形成、小脳虫部欠損、Dandy-Walker 症候群などが疑われます。

この 3 カ所を確認して異常がある場合は、高次医療機関で見てもらい、精密検査を行うのがよいということになります。

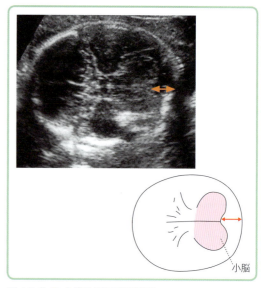

図 16-3 ● 大槽の幅の計測断面

image 2

● 小脳虫部欠損・大槽拡大？

● **観察時期**
　妊娠 29 週

● **見かたのポイント**

小脳の観察断面で、小脳の中央（虫部）が欠損し、左右の小脳が分離しているように見えます。また大槽も大きく見えますが、実は小脳と後頭骨との間に囊胞（後頭蓋窩囊胞）を認めます。さらにこの症例は側脳室拡大・心奇形もあり、Dandy-Walker 症候群でした。

Dandy-Walker 症候群は水頭症・小脳虫部欠損（〜低形成）・第 4 脳室の囊胞状拡大を三主徴とし、中枢神経系の異常以外にも合併奇形を持ち、予後は合併奇形により異なります。原因・機序は今のところはっきりしていません。

image 3

● 小脳低形成

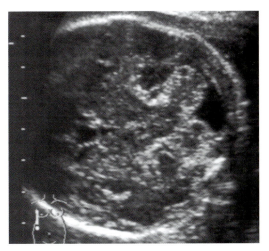

● **計測時期**
　妊娠30週

● **見かたのポイント**

　これはFGRで紹介になった症例の小脳観察断面です。小脳径を計測すると標準値（**図16-4**）[13]より小さく、大槽も拡大しています。この症例は出生後、ダウン症候群と診断されました。

　参考として小脳横径の標準値を**図16-4**に示します。横径＝おおよそ週数（mm）と覚えましょう。

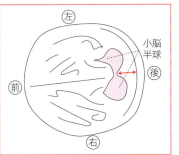

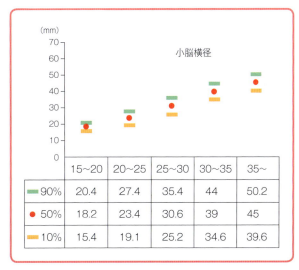

	15～20	20～25	25～30	30～35	35～
90%	20.4	27.4	35.4	44	50.2
50%	18.2	23.4	30.6	39	45
10%	15.4	19.1	25.2	34.6	39.6

図16-4 ● 日本人の小脳横径の標準値（文献13より引用）

観察時期：妊娠 34 週

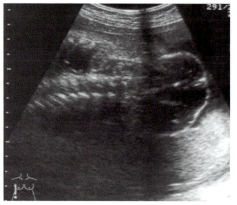

● **脊髄髄膜瘤**

　これは水頭症と腰仙部腫瘤にて紹介になった症例です。3D 超音波で腰仙部に突出する腫瘤を認めました。この腫瘤は脊椎より連続しており、内部に馬尾部分の神経組織の脱出が確認され、脊髄髄膜瘤、二分脊椎と診断されました。

　頭部の水頭症や中枢神経系の異常が見られたら、このような症例も考えられるため脊椎も一度確認しておきましょう。

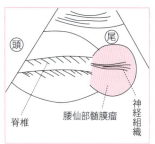

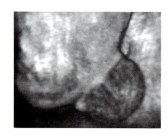

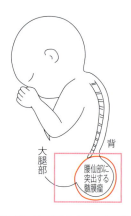

スクリーニングのコツ

　この Lecture では中枢神経系の異常について解説しました。胎児超音波を見る時、頭部は BPD 計測で必ずといってよいほど観察しています。しかし、頭蓋内構造を見ている時間はあまりないと思います。また、頭部の構造の見え方は週数とともに変化し、構造自体も複雑でわかりにくい部位です。この Lecture で紹介した Filly のスクリーニング法であれば、慣れたらそんなに時間もかからずに確認できるはずです。内容まではわからず、診断は付かないまでも、この 3 カ所で異常が考えられたら高次医療機関で一度確認してもらうということも一つの方法と考えます。健診の際はぜひ行ってみてください。

Lecture 17 異常編 胸部の異常

image 1

胎児胸水

● **計測時期**
妊娠 32 週

● **見かたのポイント**

左右両側の胸腔に、通常は見られないエコーフリースペースを認め、大量の胸水と診断されました。胸水の診断は比較的簡単です。胸水が片側のみ存在する場合は縦隔が偏位することがあり、羊水過多や心不全へ進展している場合は胸水穿刺・除去や羊水除去などの胎児治療の適応になります。他の合併奇形がなく胸水単独で認める場合は乳び胸水であることが多いです。この胎児も乳び胸水でした。

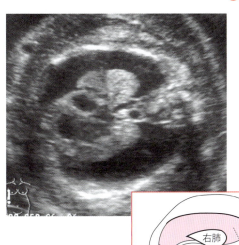

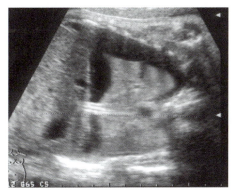

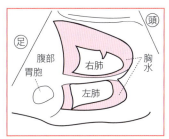

胸部のスクリーニング

　胸部は、推定体重を計測したり胎児の元気さを評価したりする日頃の超音波検査では素通りされてしまうこともある部位です。推定体重を求めるために頭部（BPD）を計測し、さらに腹部（AC、APTD、TTD）の計測を行う時、胸部はすっと通り過ぎてしまいます。最近では心臓のスクリーニングを行う施設がだんだん増えてきているようですが、心臓以外の胸部をスクリーニングで観察することはなかなかないのが現状です。

　胎児の胸郭を観察する基本断面は四腔断面と前額断面です。四腔断面では、**図 17-1** のように心臓を含む縦隔は心臓が心尖部を左前方に向け、ほぼ中央に位置し、肺はその両側に均一な中輝度なエコー像として描出されます。前額断面（**図 17-2**）では胸郭の変形や胸水の貯留の程度が理解しやすい画像が得られます。

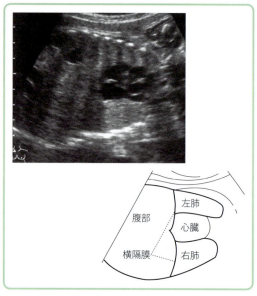

図 17-2 ● 前額断面

胸部のスクリーニング

　心臓以外の胸部のスクリーニングは以下を見ることで十分ではないかと考えられます。

❶肺自体の異常はないか？（高輝度、低輝度、囊胞など）通常、肺の輝度は均一です。

❷胸水はないか？（片側性 or 両側性？ 原発性 or 二次的？）肺の周囲に低輝度に見える部分はないか？

❸心臓・縦隔偏位の有無は？（肺の異常？ 縦隔の異常？）

❹胸腔内に占拠病変はないか？（横隔膜ヘルニア、先天性囊胞性腺腫様奇形〈congenital cystic adenomatoid malformation；CCAM〉など）

❺胸郭変形はないか？（羊水過少、Potter 症候群、致死性の四肢短縮症など）

❻上記の異常を認める場合、羊水量は正常か？（嚥下障害がないか）

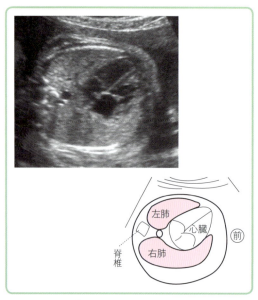

図 17-1 ● 四腔断面

image 2

● CCAM

● 計測時期

上：妊娠 30 週（矢状断面）

下：出生後病変部拡大像

● 見かたのポイント

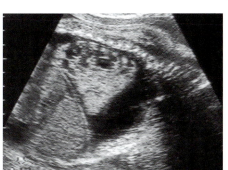

肺の組織の中に 7〜8mm 大の囊胞性病変を多数認め、多量の胸水も貯留しています。下の拡大画像は出生後のもので、CCAM の type2 と診断されました。CCAM は肺の終末細気管支の形成異常による先天異常で、形態的に type1（10mm 以上の大囊胞性）、2（10mm 未満の小囊胞性）、3（著しく小さな囊胞よりなるもの）に分類されます。超音波上 type1・2 は肺実質内に囊胞性の肺腫瘍として、type3 は正常の肺組織より高輝度像として描出されます。

image 3

● Potter 症候群〜ベル型胸郭〜

● 計測時期

妊娠 21 週（前額断面）

● 見かたのポイント

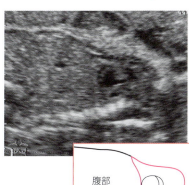

この症例は両側の腎臓と膀胱の欠損、羊水過少にて Potter 症候群と診断されました。通常外側に凸である胸郭が画像では内側に凸となり、ベル型胸郭と呼ばれる状態です。この病態のほか、閉塞性尿路疾患や早い時期の破水など、肺の発達時期以前（妊娠 20 週台前半）より外部から胸郭を圧排する病態はベル型胸郭となり、肺の発達が妨げられ、肺低形成が起こり、出生後には致死的な状態となります。

観察時期：妊娠 34 週

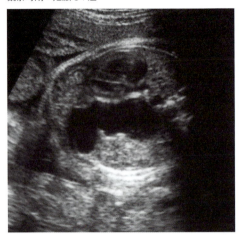

四腔断面

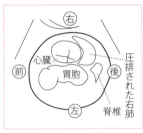

● **横隔膜ヘルニア**

　上の四腔断面の画像では、著しく右に偏位した心臓とその横に内部がエコーフリーの囊胞を認めます。前額断面では、横隔膜直下の腹囲を見るレベルに胃胞がなく、横隔膜ヘルニアと診断されました。横隔膜ヘルニアは合併奇形があることもあり、さらに FGR の場合は染色体異常や他の奇形を伴うことが多いとされています。左側に多く見られ、胸腔内に嵌入した胃胞や腸管、肝臓のエコー像の確認で比較的容易に診断は可能です。嵌入臓器が多いほど予後不良と言われています。横隔膜ヘルニアの中には胃胞などのヘルニア内容が腹腔に戻ったり再び嵌入したりしているものもあり、超音波を見るタイミングには注意が必要です。

　横隔膜ヘルニアは合併奇形がなくても出生直後より呼吸管理が必要となるため、診断が付いた時点より高次医療機関での管理が望ましいと思われます。

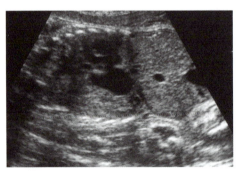

前額断面

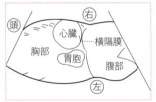

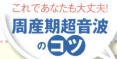

胸部の異常の見極めの大切さ

　このLectureでは胸部の異常についてお話ししました。

　胸郭の異常では、出生まで胎児は元気なことが多く、明らかに異常がわかるもの以外は意識しないと見逃してしまう部位です。しかし、胸郭の異常の多くは肺低形成を来し、出生直後から容態が急変し、呼吸障害を生じる可能性がある疾患です。異常があった場合、事前に小児科や小児外科などの他科とよく相談し、分娩を考える時は十分な準備を整えておく必要があります。そのまず第一歩として、なるべく早期の的確な出生前診断が必要となってきます。胎児異常の超音波出生前診断の中でも、最も重要な領域の一つであると思います。異常の発見のため、まずは正常の胸部に見慣れるところから始めてみましょう。

notes

Lecture 18 異常編
心臓の異常
四腔断面での観察法

image 1

● 正常の心臓（四腔断面）

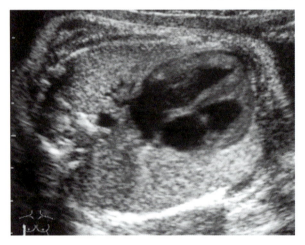

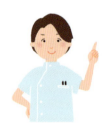

● **計測時期**
妊娠32週

● **見かたのポイント**
　正常四腔断面像です。右心房（右房）、右心室（右室）、左心房（左房）、左心室（左室）と左右の房室弁、正中線（心房・心室中隔）、卵円孔の観察が可能です。正常の心臓も、少し見る角度が違うだけでかなり違って見えます。まずは正常の心臓をたくさん観察して、正常の見え方を覚えましょう。

いろんな角度から
正常の心臓を
たくさん観察しよう！

心臓のスクリーニング

 心臓の異常をスクリーニングするためには、まず正常の心臓がどのように見えるかを理解しなければいけません。心臓は常に動いている臓器なので、動いているものの正常を理解するために、その動きを含め解剖も併せて理解していく必要があります。また、心臓を見るには、胎児の左右がとても重要になってきます。そのため、胎児の胎位・胎向をしっかりと把握するところから始めます。そして、理解の混乱を避けるため、慣れるまでは心臓を決まった方向から観察することが望ましいでしょう。

 この Lecture では、日本小児循環器学会および日本胎児心臓病研究会より推奨されている方法[14]（水平断面を胎児頭側から観察する方法）に沿って説明します（レベルⅠ）。スクリーニングは 20 週前後に 1 回、30 週前後にもう一度の 2 回行うことが望ましいとされています。

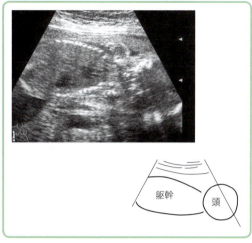

図 18-1 ● 左右の決め方①

1. 左右の決め方

❶まず、胎児の前額断面でも矢状断面でもよいので、長軸断面を描出します。

❷胎児の頭部が画面の右側に、足が左側にくるようにします（図 18-1）。逆の場合は、プローブを 180 度回すか、左右を切り替えるスイッチを押します。

❸プローブを同じ場所で反時計方向に 90 度回転させます。

❹図 18-2 は胎児の水平断面ですが、頭側より見下ろした像となります。ここで図 18-2 のように四腔断面が得られます。前後左右をしっかり認識します。

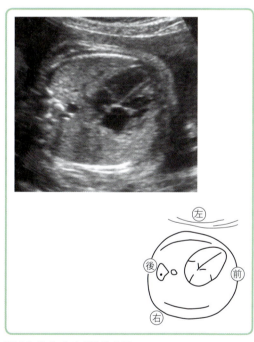

図 18-2 ● 左右の決め方②

2. 四腔断面の観察

 四腔断面（図 18-3）は心臓のスクリーニングで最も基本的な断面です。いろいろな断面を出すことが不可能でも、この断面だけでかなり

の情報を得ることができます。四腔断面の異常を示す心奇形には単心室、左心・右心低形成、心内膜床欠損、心房・心室中隔欠損、房室弁閉鎖・狭窄、エプスタイン奇形、心臓腫瘍などが挙げられます。この断面で、以下の項目をチェックしていきます。

❶位置

心房中隔が心房後壁と接する点（P点）を基準とします（**図18-3**）。正常ならP点は胸郭のほぼ中央に存在します。正中にない場合、前項で述べたような胸郭内の占拠性病変が存在する可能性があります。

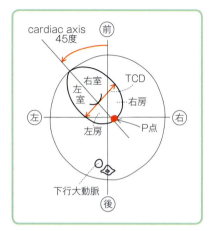

図 18-3 ● 四腔断面

❷軸（cardiac axis）

心臓の長軸（心房・心室中隔を結ぶ直線）は左に45度偏位しています。おおよそ45±20度以内なら正常です。

❸大きさ

総心横径（total cardiac dimension；TCD）や心胸郭面積比（cardiothoracic area ratio；CTAR）で評価します。TCDは四腔断面上で三尖弁側の心房と心室の境界（房室間溝）から僧帽弁側の房室間溝までの直線距離をミリメートル（mm）で表示した値で、正常ではほぼ週数にmmを付けた値と一致すると覚えましょう。週数mm以下であれば心拡大はありません。

❹正中線（心房・心室中隔）

心房・心室中隔欠損の診断は非常に難しいのですが、明らかな欠損部分がないかどうかを観察してみましょう（カラードプラ法を併用すると、よりわかりやすいです）。

❺バランス

四腔断面では正中線を中心にほぼ左右対称の構造となっています。右心系の方がやや大きめですが、心房・心室の大きさ、房室弁輪径、壁の厚さ、収縮を比較し、明らかに左右非対称であれば異常です。

❻その他

異常腫瘤像や心内膜の輝度の異常など、通常見られないものがないかを確認しましょう。

四腔断面で異常が疑われた場合は、右房・左房と流入血管との関係や右室・左室と流出路（大血管）の関係を観察したり、大動脈弓、さらにはカラードプラ法を用いて血流動態の観察を行ったりして、検査を進めていきます（心臓精密検査：レベルⅡ検査）。

image 2

● 房室中隔欠損症（AVSD）／心内膜床欠損症（ECD）

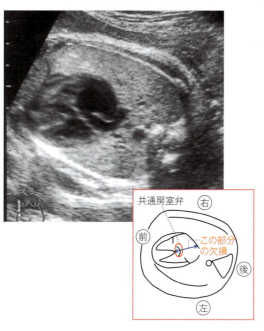

● 計測時期

妊娠 31 週

● 見かたのポイント

　以前は心内膜床欠損症（endocardial cushion defect；ECD）と呼ばれていましたが、現在は房室中隔欠損症（atrioventricular septal defect；AVSD）と呼ばれることが多くなってきています。心房中隔下部と心室中隔上部の欠損を認める疾患です。四腔断面では心臓中心部の十字像が欠損し、単一の房室弁、下部のみからなる心室中隔といった特徴的超音波像となります。この症例は21トリソミーの症例でしたが、この症例のようにAVSD/ECDはほかの心奇形や染色体異常と合併して出現することが多い疾患です。

image 3

● 結節性硬化症

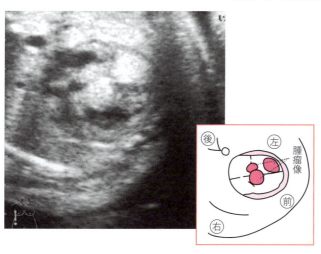

● 計測時期

妊娠 35 週

● 見かたのポイント

　心室内部に突出する高輝度エコー像の腫瘤をいくつか認めます。この症例の母体は結節性硬化症で、出生後に胎児も結節性硬化症と診断されました。この疾患の場合、頻脈性の不整脈を合併することがあります。

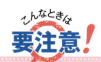

観察時期：妊娠 39 週

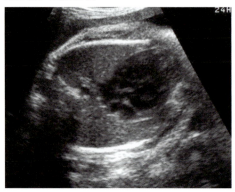

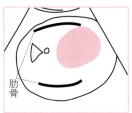

肋骨

● 心臓が見えにくい！〜肋骨の影〜

妊娠末期になってくると胎児の骨格もだいぶしっかりとしてきます。この画像のように、ちょうど心臓のプローブ側に肋骨が入ってしまうと、心臓の内部構造がまったく見えなくなります。こんな時は肋間を狙ってプローブを少しずらし、斜めに傾け観察してみましょう。

また、児背（脊柱）が上にきてしまった時は、もっと観察できなくなります。プローブを動かしてもあまり見えない時は無理に見ようとせず、時期を変えて観察しましょう。

胎児期スクリーニングの重要性

この Lecture では四腔断面から見たスクリーニング法のお話をしました。

先天性心疾患の頻度はおおよそ 100 人に 1 人（1％）と、先天異常の中においても高頻度です。母体や胎児に心疾患のリスク因子がある場合や妊娠 11 週 0 日〜13 週 6 日週に NT を認めていた場合はさらに高頻度です。また、先天性心疾患の中には出生直後より医療介入を必要とする症例も少なくなく、心臓の胎児期スクリーニングは重要だと思われます。しかし、胎児の心臓は小さく構造も複雑で正常心臓の見え方に幅もあり、やや取り付きにくいものであることも確かです。すべてが正確に見られることは理想ですが、スクリーニングの範囲では必ずしも確定診断は必要ではなく、スクリーニングにはこの Lecture で説明した内容程度で十分ではないかと思います。正常を見慣れて、「あれ？ この心臓はもしかすると少し違うかな？」と思うこと、それが大切です。そして、そう思った症例の中には正常範囲も含まれていると思いますが、確定診断が付かずとも一度精密検査にまわし、確認を行うようにした方が安心ではないかと考えます。

Lecture 19 異常編 腹部の異常

image 1

● 十二指腸閉鎖

● 観察時期

妊娠 32 週

● 見かたのポイント

これらの画像は胎児腹部水平横断像ですが、上の画像では2つの嚢胞状のものが確認できます。そのまましばらく観察を続けると、下の画像のように2つの嚢胞が変形し、連続性を持っていることがわかりました。

上の画像の異常は「double bubble sign」と呼ばれ、十二指腸閉鎖の特徴的な見え方で、胃と十二指腸が拡張しているために生じます。また他の奇形を合併することが多いと言われています。この症例は嚥下障害によると考えられる羊水過多とそれに伴う切迫早産を併発していましたが、胎児にその他の形態学的な合併奇形はありませんでした。

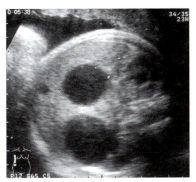

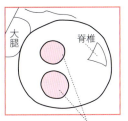

double bubble sign

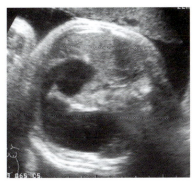

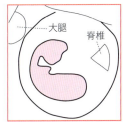

腹部のスクリーニング

腹部の異常は大きく分けて、腹壁の異常と腹部内臓の異常との2つに分かれます。腹壁の異常には、臍帯ヘルニア（Lecture9「臍帯の観察」：**Image2**）や腹壁破裂があります。腹部内臓の異常は大別すると、以下の3つに分けられます。

1. 消化器～羊水消費器官～

胎児は10～11週頃より嚥下運動を始めるため、胃は12週頃から、小腸は妊娠20週頃から超音波で観察可能となります。嚥下運動を行うことで羊水が消費され、羊水量が一定に保たれています。したがって、**Image1**のような十二指腸閉鎖や食道閉鎖などでは嚥下量の減少のため、羊水過多を来すことがあります。十二指腸閉鎖では約半数が羊水過多を合併します。狭窄・閉塞はどの部位でも起こり得ますが、下部消化管の通過障害では、羊水過多を呈する頻度は上部に比べるとより下部の閉塞になるほど少なくなります。

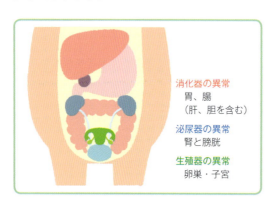

消化器の異常
　胃、腸
　（肝、胆を含む）
泌尿器の異常
　腎と膀胱
生殖器の異常
　卵巣・子宮

図 19-1 ● 腹部内臓異常の分類

2. 泌尿器～羊水産生器官～

胎児の腎臓は、妊娠20週頃より内部の構造も確認可能になります。その頃より尿産生も盛んになり、尿路に何らかの狭窄・閉塞がある場合、その上方に尿のうっ滞を認めるようになります。羊水産生は妊娠中期以降では胎児尿によるものが大半を占めています。そのため、何らかの原因で尿産生が減少したり排尿が困難になったりすると、次第に羊水量が減少し羊水過少を併発することを多く認めます。

3. 生殖器

内性器の異常として、女児の場合、卵巣嚢腫があります。通常、胎児の卵巣は超音波では確認できない臓器ですが、何らかの理由で腫大すると観察可能になります。頻度は泌尿器系の腫瘤に次いで2番目に多く、普通は片側性に発症します。確定診断は困難ですが、胎児の外性器での見え方が女児で、正常な尿路系ならびに腸管が確認でき、腹部に片側性に嚢胞状の構造物を確認する場合、卵巣嚢腫を疑います。卵巣嚢腫の多くは良性であるため経過観察のみを行い、分娩も通常通りに産科的適応で考えることになります。急速に増大し腸管を圧迫して羊水過多を来す場合や、超音波上で内容の輝度がやや高輝度へ変化して内部に出血を疑う場合は、週数によっては胎児治療（穿刺吸引）や早期娩出の適応となることがあります。

image 2

● 水腎症

● **計測時期**
妊娠 31 週

● **見かたのポイント**

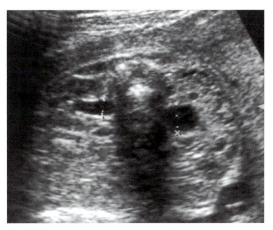
水平断面

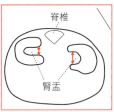

上の画像は腹部水平断面です。脊椎の左右に一対の腎臓が確認できます。その中央に腎盂も確認でき、前後径は 4mm と 8mm でした。下の画像は前額断面です。水腎症は男児に多く、腎盂の前後径が 7mm 以上となったものは出生まで、および出生後 3～4 カ月までの経過観察が必要だと言われています。この症例の腎盂の拡大は出生後に自然消失しました。

水腎症は出生前に診断されることの多い疾患ですが、ほとんどが生理的と思われる軽症例で、軽症例であれば臨床的に特に問題はありません。

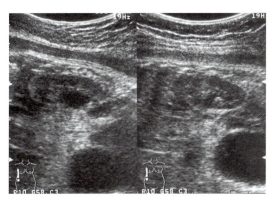
前額断面

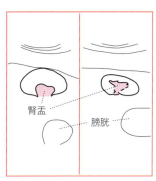

image 3

● 卵巣嚢腫

● **計測時期**
 上：妊娠 31 週
 下：妊娠 35 週

● **見かたのポイント**

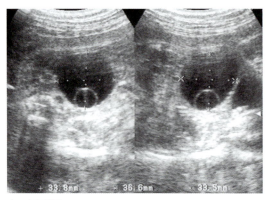

左：水平断面
右：前額断面

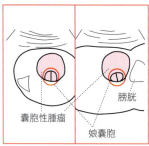

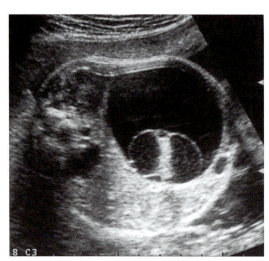

前額断面

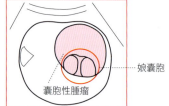

症例は女児で、紹介初診時（上画像）、内部にも嚢胞（娘嚢胞；daughter cyst）があるおよそ 30mm 大の辺縁明瞭な隔壁の薄い、内容物低輝度の嚢胞性腫瘤を下腹部に認め、卵巣嚢腫を疑い経過観察していました。徐々に腫瘤の増大と腫瘤内容のやや高輝度への変化を認め、35 週時には直径 70mm 大まで増大（下画像）し、羊水過多傾向も出現したため、経腹超音波下に胎児治療（卵巣嚢腫穿刺・内容吸引術）を行いました。内容物は漿液性で出血を疑うチョコレート様でした。その後、羊水量は正常量に戻り、39 週の出生後に開腹手術にて嚢腫摘出術を受け、卵巣嚢腫の茎捻転と診断されました。

このように増大傾向、羊水過多傾向をとる場合は、胎児治療の適応となることがあります。また、腫瘤内容の高輝度への変化は内部の出血を疑い、早期治療や早期娩出を行うと卵巣の温存が期待できます。

こんなときは要注意！

● 胎児腹水

この症例は胎児腹水にて紹介となり、診断的治療のため、超音波下に腹水穿刺・除去を行い、最終的に乳び腹水と診断されました。胎児腹水の原因はこの症例のようなリンパ系通過障害のほか、Rh血液型不適合妊娠や非免疫性胎児水腫、胎児心疾患、胎便性腹膜炎など消化器系の通過障害、尿路系の通過障害による膀胱破裂、骨盤や後腹膜腫瘍などさまざまです。診断は比較的容易で、超音波で腸管内や尿管・膀胱内ではない無エコー領域が腹腔内に確認されれば確定です。時間をおいて経過観察し、持続して腹水を認める場合は高次医療機関での精査が必要です。

観察時期：妊娠33週

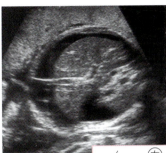
水平断面

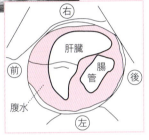

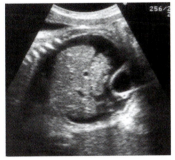
前額断面

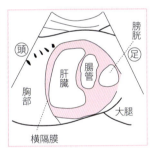

Lecture 19 異常編 腹部の異常

これであなたも大丈夫！ 周産期超音波のコツ

羊水量の変化に注意！

腹部の異常はさまざまで、それをひとつひとつ見ていくことは非常に時間がかかり大変なことで、さらには超音波上確認困難なものもあります。しかし、消化管の異常や卵巣嚢腫では羊水過多、尿路系の異常であれば羊水過少となる場合があり、羊水量の異常をきっかけとして腹部の異常を発見していく方法もあります。羊水量の異常＝腹部の異常ではありませんが、羊水量の異常を見た場合、腹部の異常もないか確認しましょう。

Lecture 20 血流計測編
臍帯動脈（UmA）の血流

image 1

● 臍帯動脈正常波形

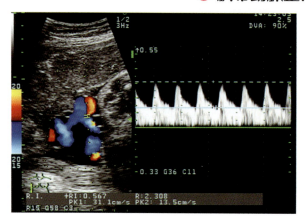

● **計測時期**
　妊娠 33 週

● **見かたのポイント**
　画面右側に描出されている波形が正常波形です。横軸で時間、縦軸で血流速度に比例した値を示します。この症例は RI 0.57 で正常範囲ですが、計測された RI の値が標準範囲より高ければ、胎児から胎盤に血液が流れにくいことを意味します。

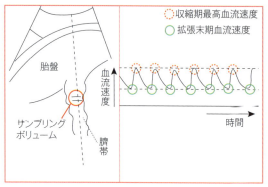

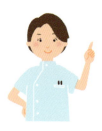

5 波形以上が
同波形となったところが
観察のタイミング！

臍帯動脈血流の計測

1. 血流評価の有用性

このLectureでは臍帯動脈（umbilical artery；UmA）の血流計測についてお話しします。

カラードプラ法やパワードプラ法を用いることで血流のある部分を簡単に確認することができます。カラードプラ法は、プローブの方向に向かってくる流れを赤色に、逆に遠ざかる流れを青色に表示することで流れの向きをわかりやすくします。それに対してパワードプラ法は、一言でいうと「血流の存在診断」で、血流のある部位に色が表示されます。カラードプラ法と比べると比較的ゆっくりの流れも表示されることが特徴ですが、流れの向きはわかりません。血管の連続性の確認にはパワードプラ法の方がすぐれているかもしれません（**図20-1**）。

これらの方法を用いて特定の血管を見つけ出し、パルスドプラ法を利用して血流を波形として表示することができます。現在では血流の評価により、胎児－胎盤、母体－子宮、胎児心臓内部や胎児の全身の血管など、いろいろな部位の循環動態の評価が可能になってきています。その中の一つとして最も一般的な計測部位に臍帯動脈があります。

現在、臍帯動脈血流解析において最も汎用されている指標はRI値（resistance index）およびPI値（pulsatility index）です。RIは収縮期最高血流速度と拡張末期血流速度のみから算出される値であるのに対し、PIは平均血流速度も加味していることから、血流プロフィール全体の形状を含む後者を用いるべきであるという意見もありますが、臨床的意義の点から見れば、いずれの指標も差はないようです。

ここではRIを例に計測方法の一例を説明していきます。

2. 臍帯動脈血流の測定方法

❶臍帯の観察法はLecture9「臍帯の観察」で述べました。臍帯を見つけるのは比較的簡単だと思います。まず、計測したい臍帯の部位をカラードプラ法・パワードプラ法を用いて

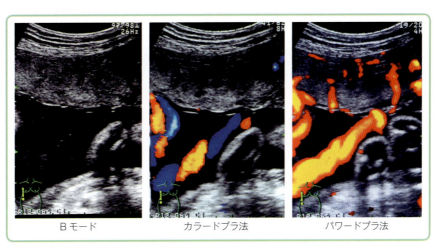

Bモード　　　カラードプラ法　　　パワードプラ法

図20-1 ● 各モードにおける血流の見え方（臍帯）

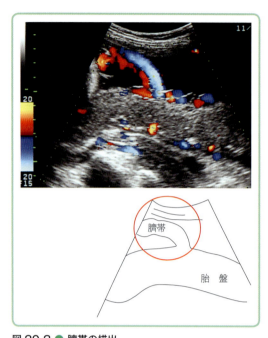

図 20-2 ● 臍帯の描出
青は臍帯動脈、赤は臍帯静脈を示す。

描出します（**図 20-2**）。その時、臍帯の走行はどの方向に向いていてもかまいません。
❷パルスドプラ法の画面に切り替えます（「PW」「B/D」などと書いてあるボタンを押す）。**Image1** の画像では左に臍帯の画像が映っています。そこでサンプリングボリューム（**Image1** の左画像の点線上の＝のような印の部分）を計測したい部位に移動し、設定します。すると、右の画面に血流波形が描出されます。5 波形以上が同波形となるまで観察を続けます。
❸安定した波形がとれたら画面を停止し、計測します。収縮期最高血流速度（山のてっぺん）と拡張末期血流速度（谷の一番低いところ）をフリーハンドで決定し、RI を求めます（RI は超音波診断装置が自動的に計算します）。最近の超音波診断装置には波形のオートトレース機能が備わっているものもあり、その場合、自動で容易に平均値を算出することができます。確認してみましょう。

3. RI 値の意味

RI の値は胎動や心拍数などによっても変化しますが、大まかな理解として、計測している血管から末梢に血液が流れていきやすいか、いきにくいかを示す指標です。すなわち、正常と比べて RI の値が大きい場合、計測している動脈から末梢側に血液が流れていきにくい状態にあります。逆に RI の値が正常より低い場合には末梢側から先に血液が流れていきやすい状態にあると思われます。RI 値が基準値より高い場合、胎児が危険な状態の可能性があり注意が必要です。

RI 値の妊娠週数に対する回帰曲線を**図 20-3**[2)]に、RI 値と PI 値の妊娠週数ごとの基準値を**表 20-1**[2)]に示します。

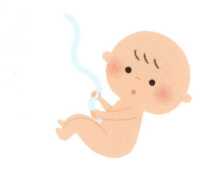

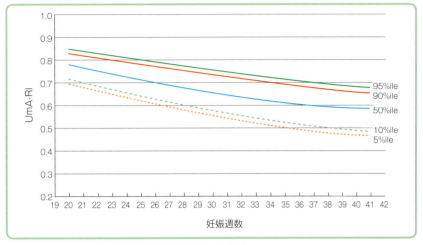

図 20-3 ● UmA-RI 値の妊娠週数に対する回帰曲線（日本超音波医学会）（文献 2 より引用）

表 20-1 ● UmA-RI 値と UmA-PI 値の妊娠週数ごとの基準値（日本超音波医学会）

gestational weeks	N	UmA-RI					UmA-PI				
		5%ile	10%ile	50%ile	90%ile	95%ile	5%ile	10%ile	50%ile	90%ile	95%ile
20	30	0.699	0.716	0.780	0.830	0.832	1.13	1.14	1.42	1.59	1.63
21	23	0.684	0.710	0.760	0.808	0.819	1.06	1.10	1.30	1.49	1.52
22	39	0.652	0.669	0.733	0.812	0.860	0.965	1.04	1.25	1.52	1.56
23	21	0.660	0.660	0.713	0.780	0.781	1.05	1.05	1.23	1.54	1.62
24	37	0.656	0.661	0.750	0.790	0.810	1.00	1.01	1.26	1.48	1.59
25	32	0.597	0.630	0.710	0.759	0.781	0.883	0.895	1.16	1.37	1.49
26	33	0.620	0.642	0.717	0.770	0.807	0.868	0.941	1.18	1.46	1.59
27	49	0.564	0.590	0.680	0.767	0.780	0.780	0.838	1.06	1.32	1.38
28	61	0.600	0.623	0.690	0.765	0.786	0.880	0.930	1.09	1.29	1.38
29	65	0.572	0.596	0.680	0.750	0.768	0.830	0.867	1.05	1.26	1.30
30	83	0.551	0.574	0.653	0.748	0.769	0.771	0.810	1.01	1.25	1.32
31	72	0.550	0.561	0.630	0.708	0.735	0.740	0.782	0.940	1.11	1.20
32	70	0.518	0.550	0.639	0.710	0.736	0.695	0.748	0.970	1.14	1.19
33	50	0.515	0.539	0.619	0.711	0.732	0.688	0.739	0.940	1.15	1.19
34	70	0.495	0.519	0.610	0.680	0.695	0.677	0.730	0.911	1.10	1.14
35	72	0.524	0.541	0.610	0.702	0.710	0.710	0.781	0.920	1.11	1.20
36	98	0.499	0.520	0.598	0.668	0.690	0.687	0.719	0.900	1.08	1.14
37	71	0.510	0.520	0.580	0.660	0.684	0.710	0.730	0.880	1.06	1.09
38	94	0.487	0.503	0.590	0.670	0.680	0.657	0.700	0.894	1.06	1.17
39	66	0.498	0.530	0.616	0.673	0.695	0.711	0.750	0.900	1.09	1.14
40	44	0.477	0.491	0.598	0.670	0.690	0.649	0.703	0.900	1.12	1.15
41	36	0.447	0.469	0.583	0.659	0.690	0.590	0.609	0.885	1.12	1.15
	1,216										

（文献 2 より引用）

image 2

● 臍帯動脈血流の途絶

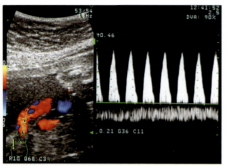

● 計測時期

妊娠 31 週

● 見かたのポイント

　この症例は、波形を可能な限り大きく表示しても、臍帯動脈の拡張末期血流が波形として観察できない状態です。

　臍帯動脈血流の拡張末期の途絶ないし逆流の出現は、胎児胎盤循環不全を示唆する重要な所見であることが明らかになってきています。諸家の報告で、FGR 例において拡張末期血流の途絶あるいは逆流所見が認められた場合の周産期死亡率は、極めて高率だと言われています。

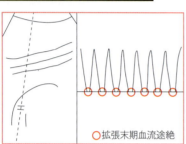

○拡張末期血流途絶

image 3

● 臍帯動脈血流の逆流

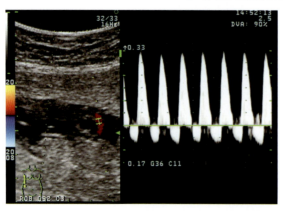

● 計測時期

妊娠 31 週

● 見かたのポイント

　この画像は、FGR で紹介された症例ですが、拡張末期の血流が明らかに逆流しているのがわかります。カラードプラ法では方向にかかわらず動脈血管内が赤と青を交互に示すモザイクとして見られます。**Image2**の途絶像より、またさらに予後の悪い所見です。この症例は CTG 所見も不良で、計測当日に緊急帝王切開を施行しました。

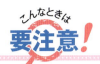

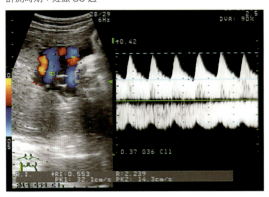

計測時期：妊娠35週

● 臍帯静脈波の波動

　臍帯静脈に目標（サンプリングボリューム）を置けば、臍帯静脈の血流を見ることも可能です。臍帯静脈の血流は通常一定の流速で見られます。臍帯静脈の血流うっ滞がある場合、サンプリングボリュームを大きくして動脈と静脈の両方の血流をひろうと、画像のように臍帯静脈のドプラ血流波形で臍帯動脈の脈波に連動して静脈波に波動が認められます。これが見られる時には胎児異常の発現する危険性が高いことが予測され、注意が必要です。画像はFGRの症例で、臍帯の過捻転による異常波でした。

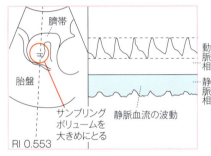

Lecture 20 血流計測編　臍帯動脈（UmA）の血流

129

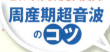

臍帯動脈血流測定のコツ

計測を正確に行うためには、できる限り同じ条件で計測することが望まれます。

①臍帯付着部など同じ臍帯部位で計測することを心がける。

臍帯動脈の正常 RI は胎盤に近い部分よりも胎児に近い部分で測定した方が高くなりますが、現実的には問題になるほどの差ではありません。そのため、どの部分で測定してもよいということになりますが、同一症例を経時的に観察していく場合にはなるべく同一部位で見ていく方がよいでしょう。

②なるべく胎児がじっとしている時に計測する。

連続した5波形の平均値をとるため、できるだけ同じ波形が続くように、循環動態に影響が生じる胎動時あるいは呼吸様運動時を避け、児が静止している時に計測するようにしましょう。

現在、ドプラ法によって臍帯動脈の血流計測は容易に行えるようになってきています。しかし、その評価についてはまだ議論の残るところです。その中において唯一、臍帯動脈拡張末期血流の逆流は胎児の well-being 評価に用いることが可能だと考えられます。この所見を見たら、ただちに高次医療機関に紹介することをお勧めします。

notes

Lecture 21 血流計測編
中大脳動脈（MCA）の血流

image 1

● 中大脳動脈血流波形①

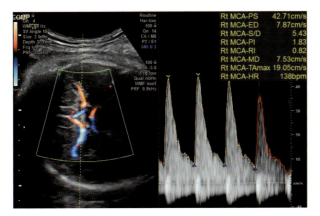

● 計測時期
妊娠35週

● 見かたのポイント

Lecture20「臍帯動脈（UmA）の血流」の計測と同様に、中大脳動脈を同定し、血流計測（RI・PI）を行います。これは脳血流の流れやすさを表し、基準値と比べて評価します。

この画像は推定体重1,500gのFGRの症例でしたが、MCA-RIは0.82と正常です。

中大脳動脈の血流

一般に胎児の元気さを胎児血流で評価する時（特にFGRの場合）、Lecture20で説明した臍帯動脈血流とともに中大脳動脈（middle cerebral artery；MCA）の血流も計測・評価します。中大脳動脈は胎児血管の中では比較的同定・描出しやすく、直線的な血管のため、血流の測定も安定して行えます。そのため、今までに臍帯動脈とともに多くの研究がなされてきました。

中大脳動脈を含め脳の血管では、低酸素血症に対して早くから血管を拡張させます。そして脳血流の増加（brain sparing effect）を起こすため、計測上RIの低下が見られます。臍帯動脈血流では、胎児状態の悪化に伴い拡張期血流が相対的に減少し、RIの上昇が見られることをお話ししました。ですから、MCA-RIはUmA-RIとは逆で、胎児の状態の悪化に伴い低値となっていきます。しかし、さらに高度な低

酸素血症、酸血症となると、代償機転すら破綻して脳血流が減少し、中大脳動脈の拡張期途絶・逆流が起こってきます。これらを利用して胎児の状態を見ていきます。

以下に、中大脳動脈の血流計測法について説明します。

中大脳動脈血流の測定方法

❶ BPD 計測断面を描出します（**図 21-1**）。

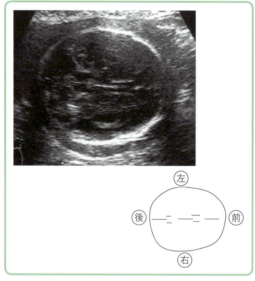

図 21-1 ● BPD 計測断面

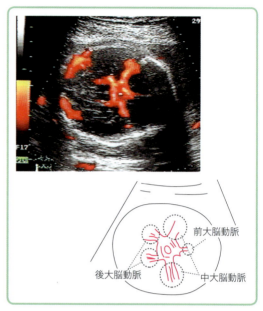

図 21-2 ● 中大脳動脈の描出

❷ カラードプラ法やパワードプラ法を用いて、BPD 計測断面より脳底側に断面を平行移動させていきます。中大脳動脈は Willis 動脈輪より斜め前方に左右同じようにまっすぐに走行する血流として確認できます（**図 21-2** はパワードプラ法）。

❸ 血流計測の設定に切り替え、中大脳動脈の血管径のできるだけ中央にサンプリングボリュームを置き、安定した波形を得られるまで計測を続けます（**図 21-3**）。できれば、胎動がない時の測定が望ましいです。

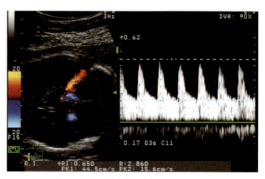

図 21-3 ● 中大脳動脈血流波形

❹ 計測値を評価します。MCA-RI の回帰曲線を **図 21-4**[2] に、MCA-RI と MCA-PI の基準値を**表 21-1**[2] に示します。

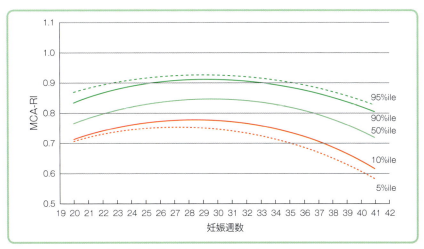

図 21-4 ● MCA-RI 値の妊娠週数に対する回帰曲線（日本超音波医学会）（文献 2 より引用）

表 21-1 ● MCA-RI 値と MCA-PI 値の妊娠週数ごとの基準値（日本超音波医学会）

gestational weeks	N	MCA-RI					MCA-PI				
		5%ile	10%ile	50%ile	90%ile	95%ile	5%ile	10%ile	50%ile	90%ile	95%ile
20	13.000	0.746	0.750	0.790	0.882	0.926	1.43	1.43	1.55	2.19	2.32
21	11.000	0.712	0.730	0.790	0.850	0.869	1.25	1.29	1.58	1.88	1.99
22	21.000	0.720	0.720	0.790	0.840	0.870	1.22	1.29	1.58	1.93	2.11
23	12.000	0.713	0.742	0.805	0.866	0.883	1.34	1.39	1.65	2.07	2.15
24	24.000	0.740	0.743	0.807	0.857	0.860	1.38	1.45	1.63	2.02	2.23
25	23.000	0.752	0.772	0.836	0.929	0.949	1.38	1.46	1.88	2.23	2.25
26	19.000	0.700	0.736	0.781	0.864	0.922	1.24	1.34	1.64	2.12	2.37
27	37.000	0.790	0.800	0.860	0.895	0.910	1.52	1.67	2.10	2.34	2.48
28	48.000	0.765	0.775	0.842	0.910	0.920	1.50	1.53	1.94	2.39	2.49
29	52.000	0.770	0.800	0.870	0.910	0.929	1.58	1.64	2.06	2.41	2.61
30	60.000	0.779	0.799	0.869	0.926	0.941	1.51	1.60	2.13	2.69	2.72
31	53.000	0.776	0.791	0.852	0.984	1.000	1.51	1.56	2.00	2.66	2.81
32	56.000	0.738	0.770	0.843	0.900	0.913	1.42	1.48	1.91	2.36	2.41
33	38.000	0.733	0.757	0.840	0.883	0.892	1.35	1.44	1.94	2.24	2.31
34	51.000	0.700	0.770	0.832	0.891	0.905	1.24	1.52	1.84	2.27	2.31
35	56.000	0.720	0.730	0.843	0.912	0.923	1.26	1.35	1.92	2.35	2.47
36	79.000	0.679	0.718	0.800	0.900	0.922	1.19	1.33	1.70	2.22	2.41
37	57.000	0.640	0.692	0.760	0.850	0.860	1.08	1.17	1.54	1.95	1.99
38	64.000	0.652	0.670	0.777	0.857	0.869	1.04	1.09	1.55	1.97	2.09
39	52.000	0.600	0.664	0.790	0.820	0.841	1.01	1.17	1.56	1.81	1.92
40	25.000	0.652	0.660	0.710	0.800	0.837	1.07	1.07	1.28	1.74	1.85
41	23.000	0.592	0.615	0.742	0.837	0.849	0.925	0.994	1.55	1.88	1.92
	874										

（文献 2 より引用）

image 2

● 中大脳動脈血流波形②

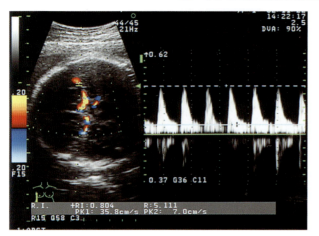

● 計測時期
　妊娠32週

● 見かたのポイント
　この症例は妊娠32週で推定体重1,350gとFGRの症例ですが、CTGではreassuring fetal statusで、補足で行った血流計測でもMCA-RI 0.80で、基準値の範囲内でした。この症例は37週に1,800gで分娩となり、児にも特に異常を認めませんでした。

image 3

● 血流速度と胎児貧血

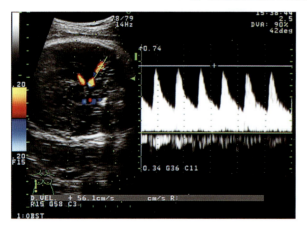

● 計測時期
　妊娠34週

● 見かたのポイント
　血流速度の計測は超音波ビームとの角度を補正することで計測可能です。中大脳動脈は直線的な血管で、角度も超音波ビームの方向と合い、血流速度の測定も比較的安定して正確に行えます。Mariらは、胎児中大脳動脈収縮期最高血流速度（MCA-PSV）を計測することで胎児貧血が診断できると発表しました[15]。当初は血液型不適合妊娠における胎児貧血に対して用いられていましたが、その後、パルボウイルス感染による貧血のほか、胎児貧血全般に使用できることがわかってきました。この症例も母体パルボウイルス感染で紹介となりましたが、血流速度は56.1cm/秒で貧血は疑わず経過観察され、分娩後の検査でも新生児貧血はありませんでした。現在、次第に臨床で応用さるようになってきました。

🔍 こんなときは要注意！

● MCA-RI と UmA-RI の逆転

妊娠29週で推定体重850gのFGRと診断され、紹介となった症例です。CTG所見に異常を認め、血流を計測したところ、MCA-RI 0.65↓ ＜ UmA-RI 0.83↑ でした。通常では妊娠7カ月頃よりMCA-RI ＞ UmA-RIとなりますが、このような状態は血流の再分配を表し、脳血流が増加（brain sparing effect）している所見だと考えられます。このような所見を認めた場合は、慎重な管理が必要となります。

計測時期：妊娠29週

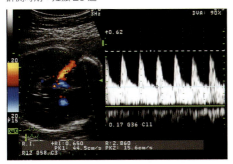

MCA-RI

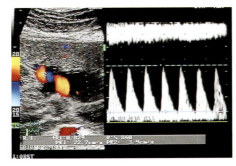

UmA-RI

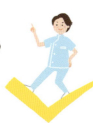

FGRでは妊娠7カ月以降のMCAとUmAは要チェック！

これであなたも大丈夫！ 周産期超音波のコツ

血流でわかる胎児の元気さ

このLectureでは中大脳動脈の血流についてお話ししました。「血流を見る」ということは、「胎児の元気さを見る」ということです。現在はまだ、MCA-RI、UmA-RIが有用なのはFGRの場合に限られます。これは、胎盤機能不全が原因となるFGRの病態が、血流計測値の異常と密接に関係していると考えられているからです。残念ながら一般妊婦健診では、計測してもあまり有用ではないと言われています。しかし、超音波診断装置の普及、妊婦健診時の胎児推定体重測定の一般化に伴い、FGRの発見率も向上してきています。FGRの管理を行う可能性がある施設では、MCA-RI、UmA-RIはぜひ知っておきたい知識です。またMCA-PSVに関しては、FGRでなくとも参考にできるようです。今まで臍帯穿刺や羊水検査で侵襲的に診断していた胎児貧血が、正確に行えば血流速度で非侵襲的に診断できるのですから、積極的に使用したいものです。ぜひ参考にしてください。

Lecture 22 血流計測編
子宮動脈の血流

image 1

● 子宮動脈の血流

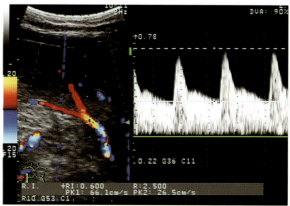

● **計測時期**
　妊娠 26 週

● **見かたのポイント**
　母体の子宮動脈を同定し、血流計測（RI・PI）を行います。これは子宮（胎児）への血流の流れやすさを表し、基準値と比べ評価する方法と子宮動脈血流拡張早期切痕（notch）を確認する方法とがあります。

子宮動脈の血流

このLectureでは胎児に栄養を運ぶ母体側の血管、子宮動脈の血流についてお話しします。

子宮動脈は内腸骨動脈より分枝し、左右より子宮に到達し、そこから上行枝、下行枝と分かれ、上行枝は子宮体部の側壁に沿って上行しつつ分枝を繰り返し（弓状動脈→放射動脈→基底動脈→らせん動脈）、子宮全体に栄養を供給します（図22-1）。

非妊時の血流は、おおよそ50mL/分とされています。それが妊娠直後より血流量の増加が始まり、妊娠末期には約500～700mL/分にまでなると言われています。この現象は、妊娠子宮の小血管で動脈が交感神経の支配を受けなくなる「動脈の静脈化」が起こるためで、それにより動脈の血管抵抗は低下し、血液が流れやすくなり、より胎盤・胎児に血液を介して栄養や酸素が行き届きやすくなります。

しかし、この「動脈の静脈化」がうまく起こらず、血管抵抗が高いままの状態である場合、妊娠高血圧症候群の発症率が高かったり、胎児に十分な酸素や栄養成分が届かずFGRやCTG異常の原因となったりすることが報告されています。また、血管抵抗の高値は妊娠高血圧症候群やFGRの発症より先に見られ、これまでに血流計測を行うことでそれらの発症を予知しようというさまざまな試みがなされています。

子宮動脈血流の測定方法

❶左右どちらかの鼠径部のやや内側に図22-2のようにプローブを当てます（図は左側）。超音波は、カラードプラ法かパワードプラ法を使用します。

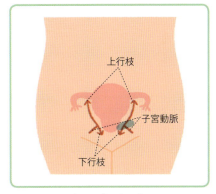

図22-2 ● プローブの当て方

❷その部位でプローブを少しずつ左右に動かすと外腸骨動脈と交差するように子宮の側壁を

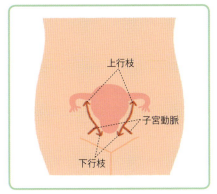

図22-1 ● 子宮動脈

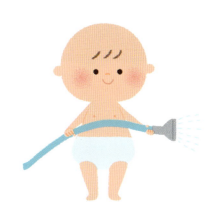

上行していく血管（子宮動脈上行枝）を見つけることができます（**図 22-3**）。

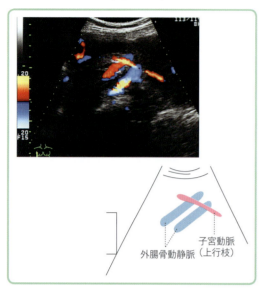

図 22-3 ● 子宮動脈上行枝

❸その血管をさらに上方に見ていくと、**図 22-4** のように子宮全体に広がる弓状動脈まで追うことができます。

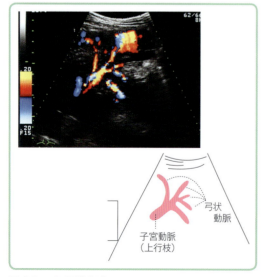

図 22-4 ● 弓状動脈

❹血流計測はそのどの部位でも可能ですが、部位によって計測値は少しずつ異なります。このようなことから、計測はいつも同じ部位であることが理想的ですので、外腸骨動脈との交差部直近（上行枝）を計測部位とし、測定します（**Image1**）。

当院で計測した週数別の測定値（RI）を**表 22-1**[16)] に示します。

子宮動脈の血流では、妊娠が進行するに従い母体血液が子宮に流れやすい状況になります。そのため、**表 22-1** のように RI としては低下してくるのが通常です。また、胎盤が付着している側の子宮動脈の RI はより低くなる傾向にあります。逆に、子宮動脈 RI の上昇は異常所見です。血管抵抗の上昇を示唆し、拡張期終末血流速度が低下しており、母体から子宮（胎盤）への血流が減少していると考えることができます。この子宮動脈 RI の高値は妊娠高血圧症候群、またその中でも FGR を伴う場合、もしくは将来そうなる可能性がある場合に生じやすいと言われています。

表 22-1 ● 週数別子宮動脈 RI（胎盤側・非胎盤側）（金井ら）

gestational weeks	胎盤側			非胎盤側		
	5th	50th	95th	5th	50th	95th
20	0.40	0.54	0.66	0.48	0.63	0.75
21	0.43	0.55	0.73	0.50	0.59	0.77
22	0.35	0.52	0.68	0.52	0.60	0.80
23	0.43	0.59	0.67	0.54	0.60	0.71
24	0.35	0.50	0.64	0.35	0.54	0.75
25	0.40	0.51	0.71	0.44	0.56	0.72
26	0.36	0.48	0.65	0.43	0.54	0.70
27	0.41	0.53	0.63	0.44	0.57	0.69
28	0.36	0.46	0.62	0.44	0.54	0.67
29	0.35	0.51	0.59	0.40	0.56	0.66
30	0.36	0.44	0.56	0.38	0.50	0.68
31	0.33	0.46	0.56	0.40	0.49	0.64
32	0.30	0.43	0.57	0.34	0.46	0.63
33	0.40	0.48	0.55	0.41	0.52	0.58
34	0.35	0.44	0.62	0.37	0.49	0.69
35	0.34	0.44	0.59	0.35	0.53	0.67
36	0.33	0.42	0.54	0.32	0.46	0.63
37	0.34	0.42	0.53	0.35	0.46	0.61
38	0.32	0.40	0.56	0.34	0.46	0.62
39	0.32	0.41	0.52	0.38	0.45	0.61
40	0.38	0.42	0.53	0.38	0.46	0.53

（文献 16 より引用）

image 2

● 拡張早期切痕（notch）

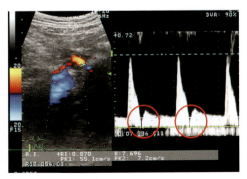

● 計測時期

妊娠 34 週

● 見かたのポイント

RI の高値だけでなく、notch も妊娠高血圧症候群予知として用いることができると言われています。notch は子宮血管抵抗の増大を反映します。通常でも妊娠初期には見られますが、妊娠が進むにつれて次第に消失し、20 週台後半には確認できなくなります。もし、20 週台後半以降に見られる場合には妊娠高血圧症候群を発症する可能性があり要注意です。

image 3

● 胎盤側と非胎盤側

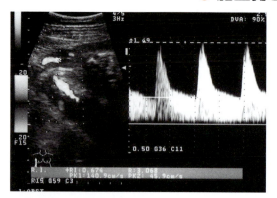

左子宮動脈（非胎盤側）

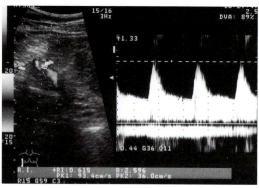

右子宮動脈（胎盤側）

● **計測時期**

妊娠 28 週

● **見かたのポイント**

　この症例は子宮の右側壁を中心に胎盤が付着していましたが、RI は右：0.62、左：0.67 でした。このように一般的に子宮動脈 RI は左右差があります。胎盤の付着部位によって子宮動脈 RI は影響を受け、通常では胎盤付着側でより血液が流れやすくなり、RI が低下していることが多いようです。

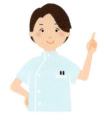

子宮動脈 RI には左右差がある！

こんなときは要注意!

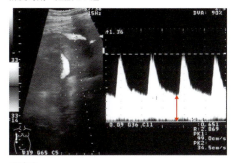

計測時期：妊娠37週

間歇時

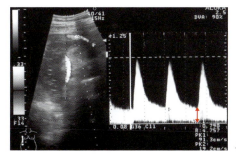

収縮時

● 子宮収縮時のRI

この症例は陣痛発来中で間歇時 RI 0.65、収縮時 RI 0.79 でした。ドプラ波形を見ると子宮収縮時の拡張期血流が低下しているのがわかります。つまり、収縮している時は抵抗が高く、一時的に子宮胎盤循環が悪化していると考えられます。

RI 計測は同一条件での比較が大切です。子宮収縮時を避けて計測しましょう。

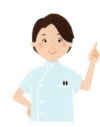

子宮動脈血流の計測は、収縮時を避けよう！

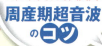

これであなたも大丈夫！ 周産期超音波のコツ

血流計測の役割

UmA-RI の高値、MCA-RI の低値、子宮動脈 RI の高値は、その後の FGR や NRFS などの胎児異常の発症、あるいは妊娠高血圧症候群発症の予知に役立つ可能性が指摘されています。このほか現在では、下大静脈、動脈管、大動脈、心腔内、腎動脈などいろいろな部位の血流計測を行い、胎児の元気さ（潜在的な低酸素症など）を評価することが研究されています。しかし、現時点ではまだ超音波所見のみで確定診断することは不可能です。唯一、臍帯動脈拡張期の逆流については子宮内胎児死亡や新生児死亡との関連が高く、このような症例は週数や施設の条件が整えば早期娩出も考慮すべきと言われています。

血流計測はまだまだ発展途上です。個人的には今後の血流計測の発展による血流量の絶対値の計測法の開発、新たな測定部位の開発などで、胎児管理においてもっと重要な位置を占めるようになる可能性を秘めていると期待しています。

Lecture 23 経腟超音波の利用法
頸管の観察法

image 1

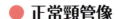

● 正常頸管像

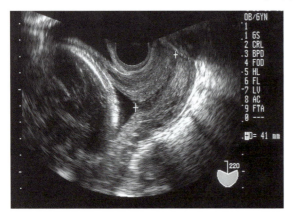

● **計測時期**
　妊娠 34 週

● **見かたのポイント**
　子宮頸管の正常像です。胎位は頭位で画像左子宮口上部に児頭を認めます。頸管腺組織も hypoechoic 領域として明瞭に描出されています。頸管腺が描出できれば頸管熟化はまだ起こっていないと判断できます。頸管長（CL）は 41mm でした。

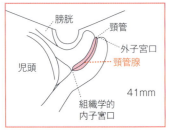

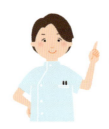

内子宮口の開大、頸管長、頸管腺組織を確認しよう！

経腟超音波の利用法

　経腟超音波は産科領域では、①妊娠初期の診断（Lecture2「妊娠初期：胎嚢（GS）の見かた」と Lecture4「妊娠初期に見られる異常」参照）、②子宮頸管の状態把握、③前置胎盤（Lecture8：**Image3**）・前置血管の診断、④胎児先進部位の確認、⑤胎児脳構造の観察、などに用いられています。活用法の範囲は現在までに次第に広くなってきています。この中で、こ

の Lecture では頸管の観察法について解説します。

1. 頸管の状態把握

経腟超音波が実用化されるまでは内診によってのみ子宮口の状態（開大・熟化）を観察していました。しかし、内診は客観性に乏しく、内診施行者の経験による判断が多く含まれます。経腟超音波の登場で頸管の観察が可能になり、現在では早産予知に関してある程度客観的な評価が可能であると言われています。

2. 頸管の測定方法

❶ まず測定前に排尿後であることを確認します。子宮頸部は通常でも柔軟な組織のため、容易に形状の変化を起こします。周囲の圧迫を取る目的で膀胱を空虚にします。

❷ プローブを腟内に挿入し、画像を確認しながらゆっくり前腟円蓋まで挿入していきます。

❸ プローブによる頸管の圧迫を最小限にするため、頸管が描出される範囲の限界までプローブを手前に引き戻します（圧迫が強いと長く計測されてしまいます）。

❹ 左右にプローブを動かして子宮頸部の中央を描出し、外子宮口と内子宮口を同定します。組織学的な内子宮口の同定は頸管腺組織の端の確認で可能です。頸管腺組織は通常周囲より hypoechoic（稀に hyperechoic）に描出される紡錘形または帯状の領域（**Image1**）です。頸管腺組織の端＝組織学的内子宮口となります。子宮下部がまだ展退していない時期には子宮下部を含めて計測してしまいがちですので注意しましょう。頸管腺組織中央の無エコー部分が頸管です。

❺ 頸管の観察を行います。観察項目は以下の項目です。

・**頸管長（cervical length；CL）**

文献によって多少の差異はありますが、20 週以降 32 週以前では正常を 35～40mm とするものが多いようです。32 週以前に ≦ 30mm であれば短縮例として注意が必要です。32 週以降では正常でも次第にそれより短縮していきます。頸管は曲線状のものが多く、直線で計測すると誤差が生じますが、実際厳密な計測を必要とする短縮例に関しては一直線でもさほど誤差は出ないものと考えられます。

・**頸管腺組織の確認**

頸管腺（**Image1** 参照）は妊娠 34 週以前であれば、通常ほぼ全例が確認可能です。頸管腺組織は頸管熟化とともに消失するため、確認できない場合は熟化が進んでいる可能性があると言われています。

・**内子宮口の開大の有無**

通常内子宮口は閉鎖しています。切迫早産や頸管無力症の症例ではしばしば Y 状（**Image2**、beaking）、U 状（funneling）などに開いた状態を認めます。

image 2

● 内子宮口の開大

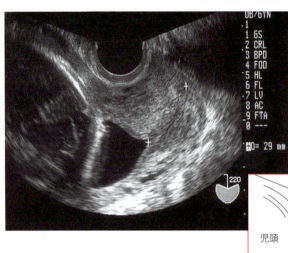

● 計測時期
  妊娠 28 週

● 見かたのポイント
  28週で腹部緊満感を訴えて来院した妊婦の経腟超音波像です。内子宮口は開大し、CLは29mmと短縮しています。この症例はCTG上5～7分間歇の子宮収縮を認めたため、入院管理となりました。

image 3

● 頸管無力症

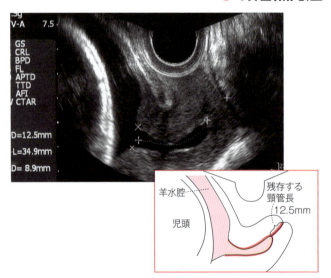

● 計測時期
  妊娠 27 週

● 見かたのポイント
  27週の健診時に経腟超音波を施行したところ、内子宮口は管状に開大し、その中に羊水腔が張り出しているのが確認できました。また、CLは12.5mmと著明に短縮しています。この症例は頸管縫縮術を施行し、正期産で分娩となりました。

こんなときは要注意！

観察時期：妊娠26週

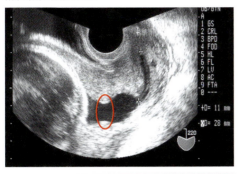

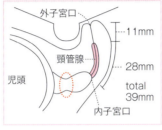

● 頸管の形状は短時間でも変化する！

この画像は一見すると内子宮口が開大しているように見えますが、CL を計測すると 11 ＋ 28 ＝ 39mm と保たれています。その後、しばらく観察を続けていると、画像の破線部分が次第に開大して確認できなくなりました。一時的な収縮で左の画像のように見えていたようです。

このように頸管部分は常に一定ではなく、内診による刺激や圧迫、努責により形状を変化させます。こういった場合、CL は一番短くとれたものを計測値とするのがよいようです。数分間観察を継続し変化を確認するのが理想ですが、あまり長時間の計測は妊婦の負担となるため、人為的に子宮底を下方に圧迫する方法や恥骨上部を後方に圧迫する方法、妊婦に努責をかけてもらう方法（プレッシャーテスト）などを用いて短時間で真の CL を見る方法も試みられています。

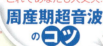

正しい計測法を習得しよう！

この Lecture では頸管の観察法についてお話ししました。

経腟超音波法は原則として医師のみが施行しますが、現在の産婦人科領域の診断に必要不可欠なものとなってきています。CL の計測は現在の産科診療に次第に根付いてきました。しかし、この検査は微細なものの測定であるがために計測法を誤るとかなりの誤差を生じ、誤った判断をしてしまう恐れがある検査でもあります。頸管の正しい描出法・計測法を習得し、正常頸管像、異常頸管像を判別できるようになることは非常に大切です。

特に前回早産の既往のある妊婦や今回の妊娠で腹部緊満感や性器出血を訴える場合、多胎妊娠、子宮筋腫合併妊娠などでは入念に観察・注意するようにしましょう。

資料編

資料 1 超音波胎児計測の基準値（日本超音波医学会基準値）[2]

　2003（平成15）年３月に、日本超音波医学会より「超音波胎児計測の標準化と日本人の基準値」の公示として提出され、その後、日本産科婦人科学会でも推奨されている標準化された胎児体重推定式を示します。現在の超音波診断装置のほとんどに各パラメーターの基準値および体重推定式がすでに組み込まれています（入っていなくても、超音波機器メーカーに頼めばすぐにセッティングしてくれます。

標準化された胎児体重推定式（日本超音波医学会）

$$推定体重（EFW）= 1.07 BPD^3 + 3.00 \times 10^{-1} AC^2 \times FL$$

【BPDの測定方法】
　計測断面：胎児頭部の正中線エコーが中央に描出され、透明中隔腔と四丘体槽が描出される断面
　計測方法：探触子（プローブ）に近い頭蓋骨外側から対側の頭蓋骨内側までの距離を計測

【ACの測定方法】
　計測断面：胎児の腹部大動脈に直行する断面で、胎児の腹壁から脊椎までの距離の前方3分の1から4分の1の部位に肝内臍静脈および胃胞が描出される断面
　計測方法：エリプス法による上記断面腹部の外周をACとする。

【FLの測定方法】
　計測断面：大腿骨の長軸が最も長く、両端の骨端部まで描出される断面
　計測方法：大腿骨化骨部分両端のエコーの中央から中央を計測する。

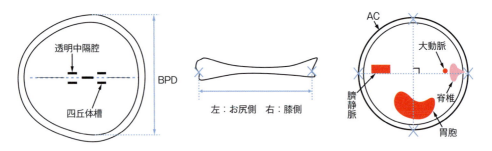

BPD：大横径（cm）　　FL：胎児大腿骨長（cm）　　AC：胎児腹囲…エリプス計測（cm）

付表 1 ● CRL 値の妊娠日数ごとの基準値

gestational age	CRL (mm)				
	5%ile	10%ile	50%ile	90%ile	95%ile
7W + 0	5.7	6.8	10.1	16.0	17.2
7W + 2	6.0	7.3	10.5	15.7	16.4
7W + 4	6.5	8.1	11.3	16.0	16.6
7W + 6	7.2	9.0	12.5	17.0	17.5
8W + 1	8.1	10.2	14.0	18.4	19.1
8W + 3	9.1	11.6	15.8	20.4	21.3
8W + 5	10.3	13.1	17.8	22.7	24.0
9W + 0	11.7	14.9	20.0	25.4	27.0
9W + 2	13.3	16.7	22.5	28.3	30.3
9W + 4	15.1	18.7	25.0	31.4	33.7
9W + 6	17.1	20.9	27.6	34.6	37.3
10W + 1	19.2	23.1	30.3	37.8	40.7
10W + 3	21.5	25.4	33.1	41.0	44.1
10W + 5	24.1	27.9	35.8	44.1	47.1
11W + 0	26.7	30.4	38.4	47.0	49.8
11W + 2	29.6	32.9	40.9	49.6	52.1
11W + 4	32.7	35.5	43.3	51.9	53.8

＊CRL 値に対応する妊娠日数は p.28（表 3-1）参照　　　　　（文献 2 より引用）

資料 1　超音波胎児計測の基準値（日本超音波医学会基準値）

付表2 ● BPD値の妊娠週数ごとの基準値

gestational age	BPD (mm)				
	－2.0SD	－1.5SD	mean	＋1.5SD	＋2.0SD
10W＋0	8.0	9.1	12.6	16.0	17.1
11W＋0	11.3	12.4	15.9	19.5	20.6
12W＋0	14.5	15.7	19.3	22.9	24.1
13W＋0	17.8	19.0	22.7	26.4	27.6
14W＋0	21.1	22.4	26.1	29.9	31.2
15W＋0	24.4	25.7	29.5	33.4	34.7
16W＋0	27.7	29.0	32.9	36.9	38.2
17W＋0	30.9	32.3	36.3	40.3	41.7
18W＋0	34.2	35.6	39.6	43.7	45.1
19W＋0	37.4	38.8	43.0	47.1	48.5
20W＋0	40.6	42.0	46.2	50.5	51.9
21W＋0	43.7	45.1	49.5	53.8	55.3
22W＋0	46.7	48.2	52.6	57.1	58.5
23W＋0	49.7	51.2	55.7	60.3	61.8
24W＋0	52.6	54.2	58.8	63.4	64.9
25W＋0	55.5	57.1	61.7	66.4	68.0
26W＋0	58.3	59.8	64.6	69.4	71.0
27W＋0	60.9	62.5	67.4	72.2	73.9
28W＋0	63.5	65.1	70.1	75.0	76.6
29W＋0	65.9	67.6	72.6	77.7	79.3
30W＋0	68.3	70.0	75.1	80.2	81.9
31W＋0	70.5	72.2	77.4	82.6	84.3
32W＋0	72.6	74.3	79.6	84.9	86.6
33W＋0	74.5	76.3	81.7	87.0	88.8
34W＋0	76.3	78.1	83.6	89.0	90.8
35W＋0	78.0	79.8	85.3	90.8	92.7
36W＋0	79.4	81.3	86.9	92.5	94.4
37W＋0	80.7	82.6	88.3	94.0	95.9
38W＋0	81.9	83.8	89.6	95.3	97.3
39W＋0	82.8	84.8	90.6	96.5	98.4
40W＋0	83.6	85.6	91.5	97.4	99.4
41W＋0	84.1	86.1	92.2	98.2	100.2
42W＋0	84.5	86.5	92.6	98.7	100.7

＊BPD値に対応する妊娠日数はp.41（表5-1）参照　　　　（文献2より引用）

付表3 ● AC値の妊娠週数ごとの基準値

gestational age	AC（cm）				
	－2.0SD	－1.5SD	mean	＋1.5SD	＋2.0SD
16W＋0	8.5	9.0	10.4	11.8	12.3
17W＋0	9.4	9.9	11.4	12.9	13.4
18W＋0	10.4	10.9	12.5	14.0	14.6
19W＋0	11.3	11.8	13.5	15.1	15.7
20W＋0	12.2	12.8	14.5	16.2	16.8
21W＋0	13.2	13.7	15.5	17.3	17.9
22W＋0	14.1	14.7	16.5	18.4	19.0
23W＋0	15.0	15.6	17.5	19.5	20.1
24W＋0	15.9	16.5	18.5	20.5	21.2
25W＋0	16.8	17.4	19.5	21.6	22.3
26W＋0	17.6	18.3	20.5	22.6	23.3
27W＋0	18.5	19.2	21.4	23.6	24.4
28W＋0	19.3	20.1	22.4	24.7	25.4
29W＋0	20.2	20.9	23.3	25.6	26.4
30W＋0	21.0	21.8	24.2	26.6	27.4
31W＋0	21.8	22.6	25.1	27.6	28.4
32W＋0	22.5	23.4	25.9	28.5	29.4
33W＋0	23.3	24.2	26.8	29.4	30.3
34W＋0	24.0	24.9	27.6	30.3	31.2
35W＋0	24.7	25.6	28.4	31.2	32.1
36W＋0	25.4	26.3	29.2	32.0	33.0
37W＋0	26.0	27.0	29.9	32.8	33.8
38W＋0	26.6	27.6	30.6	33.6	34.6
39W＋0	27.2	28.2	31.3	34.3	35.4
40W＋0	27.7	28.8	31.9	35.1	36.1
41W＋0	28.2	29.3	32.5	35.7	36.8
42W＋0	28.7	29.8	33.1	36.4	37.5

＊AC値に対応する妊娠日数はp.49（表6-1）参照　　　　　　　　（文献2より引用）

資料 1　超音波胎児計測の基準値（日本超音波医学会基準値）

付表4 ● FL値の妊娠週数ごとの基準値

gestational age	FL (mm)				
	−2.0SD	−1.5SD	mean	+1.5SD	+2.0SD
16W+0	14.9	16.2	20.1	24.1	25.4
17W+0	17.4	18.7	22.7	26.7	28.0
18W+0	19.8	21.2	25.3	29.3	30.7
19W+0	22.3	23.7	27.8	31.9	33.3
20W+0	24.8	26.2	30.4	34.5	35.9
21W+0	27.3	28.7	32.9	37.1	38.5
22W+0	29.7	31.1	35.4	39.7	41.1
23W+0	32.1	33.5	37.9	42.2	43.6
24W+0	34.5	35.9	40.3	44.7	46.1
25W+0	36.8	38.3	42.7	47.1	48.6
26W+0	39.1	40.6	45.0	49.5	51.0
27W+0	41.3	42.8	47.3	51.8	53.3
28W+0	43.5	45.0	49.6	54.1	55.6
29W+0	45.6	47.1	51.7	56.3	57.9
30W+0	47.6	49.2	53.8	58.5	60.0
31W+0	49.5	51.1	55.8	60.6	62.1
32W+0	51.4	53.0	57.8	62.5	64.1
33W+0	53.2	54.8	59.6	64.4	66.1
34W+0	54.9	56.5	61.4	66.3	67.9
35W+0	56.5	58.1	63.0	68.0	69.6
36W+0	58.0	59.6	64.6	69.6	71.2
37W+0	59.3	61.0	66.0	71.1	72.7
38W+0	60.6	62.3	67.4	72.4	74.1
39W+0	61.7	63.4	68.6	73.7	75.4
40W+0	62.7	64.5	69.6	74.8	76.5
41W+0	63.6	65.4	70.6	75.8	77.5
42W+0	64.3	66.1	71.4	76.7	78.4

＊FL値に対応する妊娠日数はp.56（表7-1）参照　　　　　　（文献2より引用）

付表 5 ● 胎児体重の妊娠週数ごとの基準値

gestational age	EFW (g)				
	−2.0SD	−1.5SD	mean	+1.5SD	+2.0SD
18W＋0	126	141	187	232	247
19W＋0	166	186	247	308	328
20W＋0	211	236	313	390	416
21W＋0	262	293	387	481	512
22W＋0	320	357	469	580	617
23W＋0	386	430	560	690	733
24W＋0	461	511	660	809	859
25W＋0	546	602	771	940	996
26W＋0	639	702	892	1,081	1,144
27W＋0	742	812	1,023	1,233	1,304
28W＋0	853	930	1,163	1,396	1,474
29W＋0	972	1,057	1,313	1,568	1,653
30W＋0	1,098	1,191	1,470	1,749	1,842
31W＋0	1,231	1,332	1,635	1,938	2,039
32W＋0	1,368	1,477	1,805	2,133	2,243
33W＋0	1,508	1,626	1,980	2,333	2,451
34W＋0	1,650	1,776	2,156	2,536	2,663
35W＋0	1,790	1,926	2,333	2,740	2,875
36W＋0	1,927	2,072	2,507	2,942	3,086
37W＋0	2,059	2,213	2,676	3,139	3,294
38W＋0	2,181	2,345	2,838	3,330	3,494
39W＋0	2,292	2,466	2,989	3,511	3,685
40W＋0	2,388	2,572	3,125	3,678	3,862
41W＋0	2,465	2,660	3,244	3,828	4,023

（文献2より引用）

資料

1 超音波胎児計測の基準値（日本超音波医学会基準値）

資料 2 略語一覧

AC	abdominal circumference	胎児腹囲
AFI	amniotic fluid index	羊水インデックス
APTD	anteroposterior trunk diameter	躯幹前後径
AVSD	atrioventricular septal defect	房室中隔欠損症
BPD	biparietal	大横径
BPS	biophysical profile scoring	
CCAM	congenital cystic adenomatoid malformation	先天性嚢胞性腺腫様奇形
CL	cervical length	頸管長
CPD	cephalopelvic disproportion	児頭骨盤不均衡
CRL	crown-rump length	胎児頭殿長
CST	contraction stress test	コントラクションストレステスト
CTAR	cardiothoracic area ratio	心胸郭面積比
CTG	cardiotocogram	胎児心拍数陣痛図
D&C	dilatation and curettage	子宮内容除去術
EFW	estimated fetal body weight	推定胎児体重
FBM	fetal breathing movement	胎児呼吸様運動
FGR	fetal growth restriction	
FL	femur length	胎児大腿骨長
FM	fetal movement	胎動
FT	fetal tonus	筋緊張
GS	gestational sac	胎嚢
hCG	human chorionic gonadotropin	ヒト絨毛性ゴナドトロピン
IUFD	intrauterine fetal death	子宮内胎児死亡

MCA	middle cerebral artery	中大脳動脈
MVP	maximum vertical pocket	羊水最大深度
NRFS	non-reassuring fetal status	胎児機能不全
NST	non-stress test	
NT	nuchal translucency	
OI	osteogenesis imperfecta	骨形成不全症
PI	pulsatility index	
RI	resistance index	
TCD	total cardiac dimension	総心横径
TTD	transverse trunk diameter	躯幹横径
UmA	umbilical artery	臍帯動脈
VAST	vibro-acoustic stimulation test	胎児振動音刺激試験

引用・参考文献一覧

1) Newnham JP, Doherty DA, et al. Effects of repeated prenatal ultrasound examination on childhood outcome up to 8 years of age : follow-up of a randomized controlled trial. Lancet. 364 (9450), 2004, 2038-44.

2) 日本超音波医学会「超音波胎児計測の標準化と日本人の基準値」の公示について．J. Med. Ultrasonics. 30 (3), 2003, J415-50.

3) 日本産科婦人科学会／日本産婦人科医会編．"CQ106-3 NT（nuchal translucency）肥厚が認められた時の対応は？"．産婦人科診療ガイドライン 産科編2014．東京，日本産科婦人科学会，2014, 89-93.

4) Snijders RJ, Noble P, et al. UK multicentre project on assessment of risk of trisomy 21 by maternal age and fetal nuchal-translucency thickness at 10-14 weeks of gestation. Fetal Medicine Foundation First Trimester Screening Group. Lancet. 352(9125), 1998, 343-6.

5) Souka AP, Krampl E, et al. Outcome of pregnancy in chromosomally normal fetuses with increased nuchal translucency in the first trimester. Ultrasound Obstet Gynecol. 18(1), 2001, 9-17.

6) 日本産科婦人科学会編．"胎児発育・児体重測定"．産婦人科研修の必修知識2007．東京，日本産科婦人科学会，2007, 91-4.

7) Grannum PA, Berkowitz RL, et al. The ultrasonic changes in the maturing placenta and their relation to fetal pulmonic maturity. Am J Obstet Gynecol. 133 (8), 1979, 915-22.

8) Manning FA, Platt LD, et al. Antepartum fetal evaluation : development of a fetal biophysical profile. Am J Obstet Gynecol. 136 (6), 1980, 787-95.

9) Nageotte MP, Towers CV, et al. Perinatal outcome with the modified biophysical profile. Am J Obstet Gynecol. 170 (6), 1994, 1672-6.

10) 今井史郎．"胎児頭頸部異常の超音波診断"．産婦人科超音波診断．竹内久彌編．東京，金原出版，1993, 457-68（NEW MOOK 産婦人科，4）.

11) Carrasco CR, Stierman ED, et al. An algorithm for prenatal ultrasound diagnosis of congenital CNS abnormalities. J Ultrasound Med. 4 (4), 1985, 163-8.

12) Filly RA, Cardoza JD, et al. Detection of fetal central nervous system anomalies : a practical level of effort for a routine sonogram. Radiology. 172(2), 1989, 403-8.

13) 松井潔ほか．胎児中枢神経系エコーにおける基準値の作成と各種脳奇形の異常パターンの検討：近道思考から生体計測へ．産婦人科の実際．53 (10), 2004, 1503-10

14) 胎児心エコー検査ガイドライン作成委員会編．胎児心エコー検査ガイドライン．日本小児循環器学会雑誌．22 (5), 2006, 63-85.

15) Mari G, Deter RL, et al. Noninvasive diagnosis by Doppler ultrasonography of fetal anemia due to maternal red-cell alloimmunization. Collaborative Group for Doppler Assessment of the Blood Velocity in Anemic Fetuses. N Engl J Med. 342(1), 2000, 9-14.

16) 金井雄二，天野完，海野信也．正常妊婦における妊娠中期および後期の子宮動脈血流抵抗指数（resistance index）基準値作成のための後方視的検討、北里医学．41 (1), 2011, 15-22.

索 引

イ
異所性妊娠 25
一絨毛膜二羊膜双胎 24, 36
胃胞 46, 47, 48, 52, 53
　──描出断面 48
陰茎 79, 80, 81, 82, 83, 84
陰嚢 79, 80, 83, 84

ウ
右室 114
右房 114

エ
エコーゼリー 14
エコーフリースペース 109, 112
エリプス法 47, 48, 51, 148
嚥下運動 52, 120
嚥下障害 110, 119, 120

オ
横隔膜 95
　──の上下運動 95, 96, 98
横隔膜ヘルニア 52, 110, 112
応形機能 103
オーバーラッピング・フィンガー 87

カ
外陰部 79
開眼 91
外子宮口 143
外性器 79
外腸骨動脈 137, 138
顔の観察 89, 90
額位 102
カラードプラ法 67, 76, 91, 125, 132, 137

眼窩 42, 90, 100
　──間距離 42
眼球 42
　──運動 90, 91
肝内臍静脈 46, 47, 48, 50, 53
間脳 33
顔面裂 89
眼裂 90, 92

キ
弓状動脈 138
胸郭 110, 113
　　ベル型── 111
胸水 109, 110
胸部のスクリーニング 110
筋緊張 96, 97

ク
躯幹 46
　──の計測断面 46
躯幹横径 47
　──の計測断面 48
躯幹前後径 47
　──の計測断面 48

ケ
頸管（子宮）72, 142, 143, 145
　──熟化 142
　──の形状 145
　──の測定方法 143
　──無力症 143, 144
頸管腺 142, 143
頸管長 142, 143, 144
経腟超音波 22, 32, 142
頸部（子宮）66, 143
結節性硬化症 117

血流の計測 101
げんこつこぶし 87

コ
後頸部浮腫
　→ nuchal translucency
口唇状エコー像 80
口唇裂 89, 90, 92
後頭蓋窩嚢胞 106
後方後頭位 100
呼吸様運動 53, 90, 91, 95, 96, 98
心胸郭面積比 116
枯死卵 22
骨形成不全症 44
骨盤位 72, 103

サ
臍静脈（肝内）46, 47, 48, 50, 53
臍帯 67, 76
　──圧迫 102
　──下垂 72, 103
　──結節 69
　──巻絡 69, 71, 100
　──嚢胞 70
　──の過捻転 69
　──の付着部位 68
　前壁付着── 67
　中央付着── 68
　卵膜付着── 68
臍帯静脈 67, 70
　──波 129
臍帯動脈 67, 70, 101, 125
　──拡張末期血流速度 124, 126, 128
　──収縮期最高血流速度 124, 126

157

単一―― 69
臍帯動脈血流
　――の逆流　128, 130
　――の測定方法　125, 130
　――の途絶　128
　――の正常波形　124
　―― PI　125, 127
　―― RI　125, 126, 127, 135, 141
臍帯ヘルニア　69, 70
　生理的――　31
臍輪部（胎児）　69
左室　114
左房　114
サンダルギャップ　87
サンプリングボリューム　124, 126, 129, 132, 136

シ

子宮外妊娠→異所性妊娠
子宮筋層　61
子宮頸管→頸管
子宮頸部→頸部
子宮血管抵抗　139
子宮収縮　17, 140
子宮前屈　19
四丘体槽　39, 40, 148
子宮動脈　101, 136, 137
　　――上行枝　137, 138
子宮動脈血流　136
　――拡張早期切痕　136, 139
　――の測定方法　137
　―― RI　139, 140, 141
子宮内外同時妊娠　25
子宮内胎児死亡　64, 68, 141
子宮内容除去術　22
四腔断面　110, 112, 114, 115, 116

――の観察　115
四肢短縮症　57, 110
四肢の変形・拘縮　77
矢状断面（胎児）　29, 30, 33, 34, 36, 50, 95
児頭
　――の回旋　99, 100
　――の下降度　100, 101
しゃっくり様運動　98
縦隔の偏位　109, 110
十二指腸閉鎖　119, 120
絨毛膜　24, 26, 34, 73
絨毛膜板下血腫　64
手掌　85
　――の描出法　86
出血性ショック　25
常位胎盤早期剥離　62, 65, 101
上顎骨　33
小脳　42
　――径　42, 107
小脳虫部欠損　106
小脳低形成　42, 106, 107
食道閉鎖　120
腎盂の拡大　121
心奇形　106
心臓
　――の異常　114
　――のスクリーニング　115
　――の偏位　110, 112
腎臓　77, 120, 121
心内膜床欠損→房室中隔欠損

ス

水晶体　42
水腎症　121
水頭症　104, 106, 108

水平断面（腹部）　121, 122, 123

セ

正中線エコー　39, 40
性別　79
　――の確認　80
　――の告知　84
　――判定法　81
生理的屈曲　32, 34
生理的臍帯ヘルニア　31
脊髄髄膜瘤　108
脊椎　46, 48, 53
　――の描出断面　47
前額断面（胎児）　30
前額断面（胎児胸郭）　110, 111, 112, 121, 122, 123
線状エコー像　80
染色体異常　33, 34, 42, 86, 87, 92, 112
前置胎盤　63
　全――　63
先天性心疾患　118
先天性嚢胞性腺腫様奇形　110, 111
全胞状奇胎　37

ソ

総心横径　116
双胎　24
双胎間輸血症候群　36, 75
足底　85
　――の描出　86
側脳室　43
　――拡大　104, 106
　――の三角部幅　105

タ

ターナー症候群　34
第1回旋　100
第2回旋　100
第4脳室の嚢胞状拡大　106
胎位　57
大陰唇　79
大横径　39
　　——の基準値　41, 150
　　——の計測断面　40, 132
　　——の測定方法　148
胎芽　22
胎児
　　——機能不全　68, 101, 141
　　——心拍動　22, 27
　　——水腫　36
　　——発育評価　32
　　——貧血　134, 135
　　——well-being　96, 98
胎児体重
　　——推定式　148
　　——の基準値　153
胎児大腿骨長　54
　　——の基準値　56, 152
　　——の計測断面　54
　　——の測定方法　148
胎児腹囲　47, 51
　　——の基準値　49, 151
　　——の計測断面　47
　　——の測定方法　148
大槽
　　——拡大　106
　　——の幅　106
大腿骨　54, 55, 57
　　——の見つけ方　55
胎動　32, 96

大動脈　46, 48, 50, 53
胎嚢　21, 23, 24, 25
胎盤　60, 61
　　——の厚さ　61
　　——の観察　60, 101
　　——の成熟度　61, 62
　　——の付着部位　61
　　前壁付着の——　61
ダウン症候群　34, 57, 107
脱落膜　61
単一臍帯動脈　69
探触子→プローブ

チ

致死性骨異形成症　58
中隔子宮　62
中枢神経系の異常　104, 105
　　——の診断手順　105
中大脳動脈　101, 131
　　——収縮期最高血流速度　134
　　——の描出　132
中大脳動脈血流
　　——の測定方法　132
　　——波形　131, 132, 134
　　——PI　133
　　——RI　133, 135, 141
超音波診断装置の配置　12

テ

低在横定位　99
低酸素血症　131
停留睾丸　83
停留精巣　83

ト

頭囲の拡大　104

頭蓋冠　35, 36, 44
　　——の欠損　35
頭殿長　22, 26, 27, 28, 29, 30, 32
　　——の基準値　28, 149
　　——の計測時期　27
動脈の静脈化　137
透明中隔腔　39, 40
　　——の計測断面　105

ナ

内子宮口　63, 66, 143
　　——の開大　143, 144
　　組織学的——　142, 143
内反足　88

ニ

二絨毛膜二羊膜双胎　24
二分脊椎　108
乳び胸水　109
乳び腹水　123
尿産生　74, 77, 120
尿道下裂　82, 84
尿膜管嚢胞　69
妊娠高血圧症候群　64, 137, 138, 139, 141
妊孕性の温存　25

ノ

脳瘤　36
脳梁欠損　105

ハ

胚外体腔　26, 73
肺腫瘍　111
肺低形成　77, 111
排尿　19, 82, 143

破水　102
パルスドプラ法　126
パルボウイルス感染　134
パワードプラ法　67, 71, 125, 132, 137
半陰陽　84
反屈位　100

ヒ

皮下浮腫　36
鼻骨　33
鼻尖部　33
貧血（胎児）　134, 135

フ

腹水　123
腹部のスクリーニング　120
腹壁の上下運動　95, 96
プレッシャーテスト　44, 145
プローブ　13, 18
　　――の当て方　15
　　――の持ち方　13, 14
　　コンベックス型――　13

ヘ

ベル型胸郭　111
変動一過性徐脈　101, 102

ホ

膀胱充満　19, 66
房室中隔欠損　117
胞状奇胎　37

マ～モ

膜性診断　24, 84
膜様頭蓋　44

まばたき　91
脈絡叢囊胞　43
娘囊胞　122
無頭蓋症　35
目の開閉　90
モンローリップ像　80

ヨ

羊水　73
　　――腔　35, 73, 76, 77, 97
　　――最大深度　74, 75, 76, 96
　　――の流れ　91
　　――の役割　78
　　――量　74, 75, 96, 97, 100, 110, 120, 123
羊水過少　74, 77, 78, 109, 110, 111
羊水過多　52, 74, 76, 78, 120, 122
腰仙部腫瘤　108
羊膜　26, 33, 34, 73

ラ

卵円孔　114
卵黄囊　21, 22, 24, 26
卵巣囊腫　120, 122

数字

13 トリソミー　34, 70
18 トリソミー　34, 43
21 トリソミー　34, 87, 117
3D 超音波　82, 86, 87, 108

欧文

abdominal circumference；AC →胎児腹囲
acrania →無頭蓋症
amniotic fluid index；AFI　74, 76
　　――の測定方法　74
anteroposterior trunk diameter；APTD →躯幹前後径
Arnold-Chiari 症候群　42
atrioventricular cushion defect　117
beaking　143
biophysical profile score；BPS　91, 95, 96, 97
biparietal diameter　39
blighted ovum →枯死卵
brain sparing effect　131, 135
Braxton Hicks' 収縮　63
Breus' mole　64
Bモード　125
　　――ゲイン　55, 56
cardiac axis　116
cardiothoracic area ratio；CTAR →心胸郭面積比
choroid plexus cyst →脈絡叢囊胞
cleft lip →口唇裂
clenched fist →げんこつこぶし
congenital cystic adenomatoid malformation；CCAM →先天性囊胞性腺腫様奇形
crown-rump length；CRL →頭殿長
cystic sac　21, 22
Dandy-Walker 症候群　42, 106
daughter cyst →娘囊胞
dilation and curettage；D&C →子宮内容除去術
double bubble sign　119
embryo →胎芽
encephalocele →脳瘤

femur length；FL →大腿骨長
fetal breathing movement；
　FBM →呼吸様運動
fetal hydrops →胎児水腫
fetal movement；FM →胎動
fetal tone；FT →筋緊張
fetal growth restriction；FGR
　57, 62, 64, 68, 112, 128, 134,
　135, 137, 141
funneling　143
gestational sac；GS →胎嚢
human chorionic gonadotropin；
　hCG　22, 25
hydatidiform mole →胞状奇胎
maximum vertical pocket；
　MVP →羊水最大深度
middle cerebral artery；
　MCA →中大脳動脈
　MCA-PI　133
　MCA-RI　133, 135, 141
midgut herniation →生理的臍
　帯ヘルニア
midline echo →正中線エコー
modified BPS　97
non stress test；NST　96
notch →子宮動脈血流拡張早期
　切痕
non-reassuring fetal status；
　NRFS →胎児機能不全
nuchal translucency；NT　33,
　34, 38
osteogenesis imperfecta；OI →
　骨形成不全症
out-in（O-I）計測法　40
over lapping finger →オーバー
　ラッピング・フィンガー

Potter 症候群　77, 110, 111
pseudo GS　22, 23
pulsatility index；PI
　UmA-──　125, 127
　MCA-──　133
resistance index；RI
　子宮動脈──　139, 140, 141
　UmA-──　125, 126, 127,
　　135, 141
　MCA-──　133, 135, 141
small vesicle pattern　37
snow storm pattern　37
telephone receiver　58
thanatophoric dysplasia →致死
　性骨異形成症
total cardiac dimention；TCD →
　総心横径
transverse trunk diameter；
　TTD →躯幹横径
umbilical artery；UmA →臍帯
　動脈
　UmA-PI　125, 127
　UmA-RI　1125, 126, 127, 135,
　　141
white ring　21, 22, 23, 24
yolk sac →卵黄嚢

超音波画像

妊娠 4～5 週　6
妊娠 5 週　19, 21, 22, 23, 24
妊娠 5～6 週　6
妊娠 7 週　6, 23
妊娠 8 週　6, 27
妊娠 9 週　7, 24, 29, 30
妊娠 10 週　7, 26, 31, 33
妊娠 11 週　7, 33, 73

妊娠 12 週　7, 11, 32
妊娠 13 週　35
妊娠 14 週　36, 81
妊娠 15 週　36, 81
妊娠 16 週　35
妊娠 17 週　85, 95
妊娠 20 週　77
妊娠 21 週　111
妊娠 22 週　43
妊娠 23 週　44
妊娠 24 週　69
妊娠 25 週　58, 74
妊娠 26 週　136, 145
妊娠 27 週　83, 144
妊娠 28 週　57, 140, 144
妊娠 29 週　16, 52, 57, 63, 76, 82,
　88, 91, 104, 106, 135
妊娠 30 週　42, 50, 97, 107, 111
妊娠 31 週　67, 117, 121, 122, 128
妊娠 32 週　17, 65, 70, 83, 98, 109,
　114, 119, 134
妊娠 33 週　15, 60, 61, 64, 82, 87,
　92, 104, 123, 124
妊娠 34 週　46, 70, 91, 92, 108,
　112, 134, 139, 142
妊娠 35 週　51, 62, 76, 84, 89, 92,
　97, 117, 122, 129, 131
妊娠 36 週　39, 104
妊娠 37 週　79, 103, 141
妊娠 38 週　71
妊娠 39 週　54, 118
妊娠 40 週　102
分娩第 1 期　99
分娩第 2 期　99, 100, 101

著者略歴

金井 雄二（かない ゆうじ）

神奈川県相模原市生まれ
1996年　北里大学医学部卒業
　　　　同年、北里大学医学部産婦人科学教室入局
現在、同教室診療准教授（産科学）

■ 専門資格

日本産科婦人科学会　専門医・指導医
日本超音波医学会　専門医・指導医
日本周産期・新生児医学会　専門医（母体・胎児）
日本女性医学学会　専門医

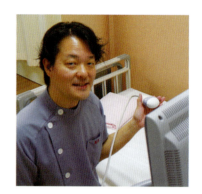

　現在、北里大学病院周産母子成育医療センター副センター長、産科・MFICU部門長（兼任）。胎児奇形の超音波診断を中心に診療し、外来では胎児奇形、多胎、合併症妊娠を管理する特殊産科外来を担当。

　プライベートではお酒との関わりが深く、日本酒サービス研究会・酒匠研究会連合会（SSI）認定の（日本酒）唎酒師、焼酎唎酒師、スピリッツアドバイザーなどの資格を持つ。テイスティングに関する上位資格の酒匠も取得し、現在はSSI認定同研究室専属テイスターを委嘱され活動中である。

改訂2版　周産期超音波の見かた－これから始める！

2008年8月20日発行　第1版第1刷
2016年1月10日発行　第1版第5刷
2016年11月1日発行　第2版第1刷
2024年1月20日発行　第2版第4刷

著　者　金井　雄二
発行者　長谷川　翔
発行所　株式会社メディカ出版
　　　　〒532-8588
　　　　大阪市淀川区宮原3-4-30
　　　　ニッセイ新大阪ビル16F
　　　　http://www.medica.co.jp/
編集担当　木村有希子
装　　幀　フェイス　藤田修三
本文イラスト　川添むつみ
組　　版　株式会社明昌堂
印刷・製本　株式会社シナノ パブリッシング プレス

ⓒ Yuji KANAI, 2016

本書の複製権・翻訳権・翻案権・上映権・譲渡権・公衆送信権（送信可能化権を含む）は、（株）メディカ出版が保有します。

ISBN978-4-8404-5843-6　　　　Printed and bound in Japan

当社出版物に関する各種お問い合わせ先（受付時間：平日9：00～17：00）
●編集内容については、編集局 06-6398-5048
●ご注文・不良品（乱丁・落丁）については、お客様センター 0120-276-115